医療 × 起業

医師・医療者のための
スタートアップ起業ガイド

［編著］
加藤浩晃
デジタルハリウッド大学大学院 特任教授
東京医科歯科大学 臨床教授 / 医師

はじめに

　高齢化社会の進展、医療の地域格差の拡大、医療費の増加など、医療の世界には課題が山積していますが、その一方で人工知能（AI）、モノのインターネット（IoT）、ビッグデータ解析、遠隔医療など、これまでにない技術が次々と医療現場に導入され、テクノロジーの進歩が医療に変革をもたらしています。
　まさに今、医療の世界は大きな転換期を迎えており、こうした変化の中心にいるのが、他でもない医師や医療従事者です。

　皆さんは、日々の診療や研究の中で、「こうすれば医療がもっとよくなるのに」と感じることはありませんか？　そんな小さな気づきこそが、医療を変革する大きなイノベーションの種になります。
　そして、そのアイデアを形にし、多くの患者さんに届けるには、「起業」という選択肢が非常に有効です。起業は、皆さんのアイデアを社会に広く普及させ、より多くの人々の健康に貢献するための一つの手段です。

　本書は、起業を通じて医療の未来を変えたいと考える医師や医療者の皆さんに向けた、実践的なガイドとして作成しました。アイデアの着想から事業計画の策定、チームビルディング、資金調達、そして事業の拡大に至るまで、各段階で直面する課題とその解決策を具体的に提示しています。また、すでにビジネスに取り組んでいる医療者起業家の生の声も収録し、起業のリアルを感じ取っていただけるようにしています。
　起業やビジネスの世界という新たな挑戦の道のりはときに困難を伴いますが、本書が皆さんの挑戦の羅針盤となることを願っています。
　ぜひ一緒に、医療の未来を創っていきましょう！

2024年　8月
加藤浩晃

contents

はじめに ——————————————————————— 3

序章　医療者が起業する時代 ——————————— 10

第1部
医療系スタートアップ
立ち上げから成長までの過程　　　加藤 浩晃

1章　医療者の起業家精神　きっかけと動機 ——————— 16
2章　ヘルスケアスタートアップの事業構想 ——————— 24
3章　ヘルスケアスタートアップの収益モデル —————— 34
4章　競合分析と差別化戦略 ———————————————— 52
5章　起業後の現実　期待と現実のギャップ ——————— 58
6章　チームビルディングと採用戦略 ——————————— 64
7章　資金調達の実際 ——————————————————— 70
8章　失敗から学ぶ　ヘルスケアスタートアップの落とし穴 —— 80
9章　ビジョンの描き方と実現への道筋 —————————— 86
10章　次世代の医療者起業家へのメッセージ ——————— 92

第2部
20人の起業家へのインタビュー
(10 Questions)

20人の医療者起業家 ──────────────── 102

10 Questions ──────────────────── 104

1章 医師の起業ケース

01 阿部 吉倫 Ubie株式会社 ──────── 106
世界80億人の健康寿命を延ばす挑戦

02 沖山 翔 アイリス株式会社 ──────── 114
離島医・船医を経た、産官学医での
AI医療機器開発・保険適用までの道のり

03 川田 裕美 株式会社ヘッジホッグ・メドテック ── 124
興味のあること、やりたいことに
まっすぐ進んでいったら起業していました

04 河野 健一 株式会社iMed Technologies ── 132
脳血管内手術に対する
リアルタイム支援AIの開発

05 近藤 崇弘 株式会社ALAN ──────── 142
脳波レベルで睡眠段階判定する
AI医療機器で睡眠診療を最適化したい

06 園田 正樹 株式会社グッドバトン ──────── 152
産婦人科医から社会起業家へ、
子育て支援DXで社会を変える

contents

07 髙木 俊介 株式会社CROSS SYNC ──────── 162
絶え間なく見守る環境で防ぎ得た死を0に！
遠隔医療とAIを組み合わせて「医療の今を変える」挑戦

08 田村 雄一 株式会社カルディオインテリジェンス ──── 172
医療現場をDX！
AIを活用した長時間心電図解析の自動化で
疾病早期発見と業務効率化に貢献

09 辻 裕介 PharmaX株式会社 ──────────── 180
生成AIを活用した
かかりつけ医療ブランド『YOJO』

10 寺嶋 一裕 株式会社CaTe ──────────── 190
Exercise is Medicine
運動と医療のプラットフォーム

11 中田 航太郎 株式会社ウェルネス ────────── 200
健康データを活用したパーソナライズ予防医療を提供する
パーソナルドクターサービス

12 本田 泰教 株式会社OPExPARK ───────── 210
カーブアウトベンチャー起業経験をへて
学んだこと・感じたことのリアル

13 松村 雅代 株式会社BiPSEE ──────────── 220
「いろいろな健康を生きる」を支える
−VRデジタル療法・メタバース・そしてAI−

14 山田 裕揮 株式会社Medii ──────────── 230
専門性の高い希少難病の課題を仕組みで解決し、
誰も取り残さない医療を実現する

2章 医学生・医療者の起業ケース

15 飯塚 統　メドメイン株式会社 — 240
医療現場の課題解決
病理AIスタートアップ

16 川端 一広　Contrea株式会社 — 250
医療者と患者をつなぐプラットフォームで
コミュニケーション円滑、
患者満足度の向上と現場の効率化につなげる

17 住吉 忍　株式会社ウィメンズ漢方 — 260
不妊治療と女性の健康を支える
漢方医学×西洋医学の取り組み

18 野村 怜太郎　株式会社Pleap — 270
医学生が挑む、「医療 × 生成AI」の挑戦

19 藤澤 美香　Health Connect株式会社 — 280
性感染症に特化したプラットフォームで
1人にさせない優しい世界とみんなに未来のある医療を

20 依田 龍之介　株式会社Contact — 288
10代・20代の起業戦略
23歳大学院生がインターン後に人材事業を立ち上げた話

巻末付録　起業やビジネスに関わる 知っておきたい用語集 — 297
編著者紹介 — 302

序章

医療者が
起業する時代

序章　医療者が起業する時代

◆ 変革期にある医療の世界

　医療の世界は今、大きな変革の時代を迎えています。高齢化社会の進展、慢性疾患の増加、医療費の増加、新興感染症のパンデミックなど、さまざまな課題が山積する中、テクノロジーの進歩が新たな可能性を開きつつあります。人工知能（AI）、モノのインターネット（Internet of Things：IoT）、ビッグデータ解析、遠隔医療など、新たな技術が次々と医療現場に導入されています。そして、こうした変化の中心にいるのが、他でもない医療者たち自身です。

　さらに、政府も医療DXの推進に本腰を入れ始めています。2024年6月に厚生労働省が発表した「ヘルスケアスタートアップの振興・支援に関するホワイトペーパー」は、ヘルスケア領域のスタートアップ起業を振興・支援するための具体的な施策を提言しています。これにより、医療者の起業がより一層促進される環境が整いつつあります（図1）。

◆ なぜ今、医療者の起業なのか

　なぜ今、医療者の起業なのか。その理由は明確です。第一に、医療の現場を知る者だからこそ見える課題があります。日々の診療や患者とのコミュニケーションの中で、「こんなツールがあれば」「このようなサービスがあれば」と感じる機会は少なくないでしょう。そうした現場のニーズこそが、イノベーションの源泉となるのです。

　第二に、医療者は豊富な専門知識と経験を持っています。医学的な裏付けのあるサービスや製品は、信頼性が高く、差別化しやすいという強みがあります。また、医療者同士のネットワークは、初期のユーザー獲得や臨床試験実施の際に大きな助けとなります。

　第三に、テクノロジーの進歩により、医療者が自らのアイデアを形にしやすい環境が整ってきました。プログラミングのスキルがなくても、アプリ開

発やウェブサービスの立ち上げができるようになっています。また、クラウドファンディングなどの新しい資金調達手段も登場し、起業のハードルは確実に下がっています。

そして第四に、社会の期待が高まっていることが挙げられます。新型コロナウイルスのパンデミックを経て、人々の健康への関心はかつてないほど高まっています。また、健康寿命の延伸や予防医療の重要性が認識される中、医療者発のイノベーションへの期待は大きくなっています。

さらに、政府の支援策の充実も大きな追い風となっています。「ヘルステック・チャレンジ（仮称）」などの新たな支援プログラムや、MEDISOの機能強化により、医療者が起業にチャレンジしやすい環境が整備されつつあります。

◆ 医療者の起業による理想と現実

このような背景のもと、多くの医療者が起業への一歩を踏み出しています。オンライン診療プラットフォーム、AI診断支援システム、患者向け健康管理アプリ、新しい医療機器など、その領域は多岐にわたります。彼らは医療の質の向上と効率化、そして患者のQOL（生活の質）向上を目指し、日々挑戦を続けています。

しかし、起業の道のりは決して平坦ではありません。医療という人の生命

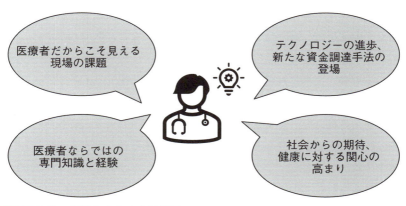

図1 医療者の起業を支える時代背景

に関わる分野だけに、さまざまな規制や倫理的配慮が必要です。また、ビジネススキルの習得や資金調達、チームビルディングなど、これまでの医療者としてのキャリアでは経験したことのない課題に直面することもあるでしょう。

さらに、現状のヘルスケアスタートアップは、その潜在力を十分に発揮できていないのが実情です。例えば、日本のヘルスケア分野のスタートアップ数は年々減少傾向にあり、ユニコーン企業の誕生も限られています。このギャップを埋めることが、今後の大きな課題となっています。

◆ 本書について

本書『医療×起業 ―医師・医療者のためのスタートアップ起業ガイド』は、こうした医療者の起業を支援することを目的としています。医療の現場で日々奮闘する皆さんが、そのアイデアを形にし、社会に還元していくための道標となることを目指しています。

本書の構成は大きく二部に分かれています。第一部では、医療系スタートアップの立ち上げから成長までの過程を、10の重要なテーマに分けて解説しています。アイデアの着想から事業計画の策定、チームビルディング、資金調達、そして事業の拡大に至るまで、各段階で直面する課題とその解決策を具体的に提示しています。

特に注目すべきは、各章で取り上げる「医療者ならではの視点」です。一般的な起業ガイドとは異なり、医療特有の規制や倫理的配慮、医療者のネットワークの活用法、臨床経験の事業への活かし方など、医療者だからこそ知っておくべきポイントを詳しく解説しています。

第二部では、実際に起業を果たした20人の医療者へのインタビューを収録しています。彼らの経験から、起業の動機、直面した困難とその克服法、そして成功の鍵となった要素を学ぶことができるでしょう。これらのリアルな声は、起業を志す皆さんにとって、大きな励みとなるはずです。

本書の使い方としては、まず第一部を通読し、ヘルスケアスタートアップの全体像をつかむことをお勧めします。その後、自分の関心や段階に応じて、必要な章を重点的に参照してください。また、第二部のインタビューは、興

味のある分野や共感できる経歴の方から読み進めてもらうとよいでしょう。

20人の起業家へのインタビューは、以下の10の質問を軸に構成されています。

> 1. 起業前の経歴と起業のきっかけ
> 2. 提供しているサービスの概要とその着想
> 3. ビジネスモデルと収益化戦略
> 4. 競合との差別化ポイント
> 5. 起業後の現実と当初の想定とのギャップ
> 6. チームビルディングと採用戦略
> 7. 資金調達の経験
> 8. 失敗談と学んだこと
> 9. 今後のビジョンと目指す社会像
> 10. これから起業する人へのアドバイス

これらの質問を通じて、各起業家の経験や知見を多角的に掘り下げています。読者の皆さんは、自分と似た背景を持つ起業家の話から具体的なヒントを得たり、異なる分野の起業家の経験から新たな気づきを得たりすることができます。

医療の世界は、テクノロジーの進歩とともに日々変化しています。そして、その変化を最前線で感じ取り、新たな価値を創造できるのは、他でもない医療の現場にいる皆さんです。確かに、起業の道のりは険しいかもしれません。しかし、その先には、医療を変革し、多くの人々の健康と幸せに貢献できる大きな可能性が広がっています。

本書が、医療者の皆さんの起業への第一歩を後押しし、その道のりのガイドブックとなることを願っています！

(加藤浩晃)

第1部

医療系スタートアップ
立ち上げから成長までの過程

1章 医療者の起業家精神
きっかけと動機

　本章では、医療者がいかにして起業に至るのか、また起業にあたって必要なものは何か、について話していきます（第2部「Q1」関連）。

◆ 臨床経験から生まれるビジネスアイデア

　医療者の最大の強みは、言うまでもなく豊富な臨床経験です。日々の診療の中で直面する課題や、患者さんとの対話から得られる気づきは、ビジネスアイデアの宝庫といえます。

　例えば、ある医師は、慢性疾患を抱える患者さんが日々の症状管理に苦労している様子を診療の中で頻繁に目にしていました。そこで考案されたのが、患者さんが簡単に健康状態を記録し、医療チームと共有できるデジタルヘルスプラットフォームです。このシステムでは、患者さんが日々の症状や生活習慣を入力し、それをAI技術で分析することで、個別化された健康管理アドバイスを提供します。さらに、蓄積されたデータを医療者と共有することで、より効果的な治療計画の立案にも役立てられます。

　また、別の医療者は、医療リソースの適正配分という課題に着目しました。そこから生まれたのが、利用者の症状に基づいて適切な医療サービスの選択をサポートするデジタルトリアージシステムです。このAIを活用したシステムは、症状の緊急度を評価し、救急車の要請が必要か、病院受診すべきか、あるいは自宅での経過観察で十分かなどをアドバイスします。これにより、真に緊急を要する患者への迅速な対応と、医療システム全体の効率化を同時に実現することが可能になりました。

　このように、日々の医療現場で感じた「こうあればいいのに」という思いが、革新的なヘルスケアソリューションの誕生につながっているのです。医療者ならではの経験に基づく洞察は、現場の実態やニーズに応えるサービスの開発に欠かせません。

◆ 医療の課題解決と社会貢献

　医療者が起業を決意する大きな動機の一つに、「医療の課題を解決したい」「社会に貢献したい」という強い思いがあります。読者の皆さんも経験があると思いますが、医療者は日々の診療を通じて、医療システムの非効率さや、患者さんが直面する困難を目の当たりにしています。こうした課題に直面し、「何とかしたい」と感じる気持ちはヘルスケアサービスをつくり、サービスとして展開していくうえでとても重要なものです。

　例えば、地方の医師不足問題に直面した医師が、オンライン診療プラットフォームを立ち上げるケースがあります。都市部の専門医と地方の患者をつなぐことで、地理的な制約を超えた医療サービスの提供を可能にしました。これにより、地方在住の患者さんも質の高い専門医療にアクセスできるようになりました。

　前述した、医療従事者が患者の日常生活における健康管理をサポートするデジタルヘルスプラットフォームを開発した例では、ユーザーが日々の健康状態や生活習慣を簡単に記録でき、AIによる分析結果に基づいて個別化された健康アドバイスを提供します。さらに、医療者との情報共有機能や、同じ健康課題を持つ人々とのコミュニティ機能も備えており、包括的な健康管理をサポートしています。こうしたツールは、特に慢性疾患を持つ患者さんの自己管理能力を向上させ、結果としてQOL（生活の質）の改善にも貢献しています。

　これらの事例に共通するのは、「目の前の患者さんを助けたい」という思いを、テクノロジーの力を借りてスケールさせている点です。一人の医療者として出来ることには限界がありますが、起業家として革新的なサービスを生み出すことで、より多くの人々の健康に貢献できるのです。

◆ 起業家としての適性と準備

　医療者が起業家として成功するためには、いくつかの重要な資質が求められます（図1）。もちろん、全ての要素を完璧に備えている必要はありませんが、これらの点を意識し、足りない部分を補っていく努力が大切です。

①問題解決能力
　医療の現場で培った問題解決能力は、起業家としても大いに役立ちます。患者の症状から適切な診断を導き出すプロセスは、ビジネスの課題解決にも応用できます。

②コミュニケーション能力
　患者や家族との信頼関係構築に必要なコミュニケーション能力は、チームメンバーや投資家、顧客とのやり取りにも活かせます。

③リーダーシップ
　医療チームをまとめる経験は、スタートアップの組織運営に直結します。

④学習能力と柔軟性
　医学の進歩を常にキャッチアップしてきた経験は、急速に変化するビジネス環境への適応に役立ちます。

⑤倫理観
　患者の生命と向き合ってきた経験から培われた強い倫理観は、持続可能なビジネスの構築に不可欠です。

　一方で、多くの医療者が不足しているのが、ビジネススキルです。財務、マーケティング、人事管理など、これまでの医学教育や医療キャリアでは触れる機会の少なかった分野について、基礎から学ぶ必要があります。

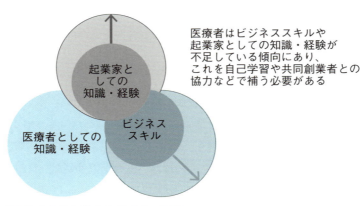

図1　医療者起業家を構成する資質

ここで重要なのは、全てを自分でマスターしようとせず、適切な協力者を見つけることです。例えば、ビジネス経験豊富な共同創業者を迎え入れたり、メンターを見つけたりすることで、自身の弱点を補うことができます。

　また、起業の準備段階では、以下のような具体的なステップを踏むことをおすすめします。

①**ビジネスの基礎を学ぶ**

　オンラインコースやビジネススクールの短期プログラムなどを活用し、経営の基礎知識を身につけましょう。

②**ネットワーキング**

　ヘルスケアスタートアップのイベントやピッチコンテストに参加し、同じ志を持つ仲間や先輩起業家とつながりましょう。

③**市場調査**

　自分のアイデアに本当にニーズがあるのか、患者さんや他の医療者にヒアリングを行うなどして、徹底的に調査しましょう。

④**法律や規制の理解**

　医療分野特有の法規制について学び、どのような障壁があるかを事前に把握しておきましょう。

⑤**プロトタイプの作成**

　可能な限り早い段階で、最小限の機能を持つプロトタイプ（Minimum Viable Product：MVP）を作成し、フィードバックを得ましょう。

　これらのステップを通じて、自身の知識やネットワークを充実させるとともに、アイデアの実現可能性や市場性を検証することで、起業に向けてより具体的なイメージを描くことができます。

◆ 医療者から起業家へのマインドセット転換

　おそらく最も重要で、かつ最も困難なのが、医療者から起業家へのマインドセットの転換です。長年医療の現場で培ってきた考え方や価値観を、ビジネスの文脈に適応させていく必要があります。

① リスクへの態度

医療では「まず害を与えないこと（Primum non nocere）」が大原則ですが、ビジネスでは適度なリスクテイクが不可欠です。もちろん、人命に関わる判断では慎重であるべきですが、事業戦略においてはより大胆な決断が求められることもあります。

② 失敗への向き合い方

医療では失敗が許されない場面が多くありますが、スタートアップの世界では「早く失敗し、早く学ぶ」という考え方が重要です。失敗を恐れるあまり行動できないのではなく、小さな失敗を重ねながら迅速に学習し、改善していく姿勢が求められます。

③ スケールの考え方

一人の患者を丁寧に診る医療の姿勢は大切ですが、ビジネスとしては「いかに多くの人々に価値を提供できるか」というスケールの視点も必要です。個別対応と標準化のバランスを取るマインドが必要です。

④ 経済的視点

医療者は往々にして経済的な側面を軽視しがちです。しかし、持続可能なビジネスを築くためには、収益モデルや資金繰りについても真剣に考える必要があります。社会貢献と経済的成功は、決して相反するものではありません。

⑤ 多様性の受け入れ

医療の世界では、同じ教育背景を持つ人々と働くことが多いですが、スタートアップでは多様なバックグラウンドを持つ人々と協働することになります。異なる視点や考え方を積極的に取り入れる姿勢が重要です。

⑥ スピード感

医療では慎重さが美徳とされますが、ビジネスの世界ではスピードも重要な要素です。完璧を求めすぎず、まずは動き出し、フィードバックを得ながら改善していく姿勢が求められます。

⑦ 顧客志向

医療では「患者のため」を考えますが、ビジネスではより広い意味での「顧客」を意識する必要があります。直接のユーザーだけでなく、支払者（保

険者など）や他のステークホルダーのニーズも考慮に入れる必要があります。

　このようなマインドセットの転換は、一朝一夕にはいきません。多くの医療者起業家は、この過程で葛藤を経験します。「医療者としての使命感」と「ビジネスの論理」の間で揺れ動きます。

　しかし、この二つは決して相反するものではありません。むしろ、医療者としての倫理観や使命感があるからこそ、持続可能で真に価値あるビジネスを創造できます。重要なのは、自分の志を見失わずに、新しい考え方を柔軟に取り入れていく姿勢です。

◆ 政府のスタートアップ支援策の活用

　近年、政府による医療・ヘルスケア分野のスタートアップ支援が強化されています。2024年6月に発表された「ヘルスケアスタートアップの振興・支援に関するホワイトペーパー」では、具体的な支援策が提言されました。これらの支援策は、医療者の起業を後押しする大きな要因となっています。

　特に注目すべき支援策として、以下が挙げられます。

①ヘルステック・チャレンジ（仮称）の創設
　難病創薬や医療機器開発等の加速に向けたマイルストーン型開発支援制度です。リスクの高い革新的な研究開発に挑戦しやすい環境を提供します。

② MEDISO の機能・体制の充実・強化
　医療系ベンチャー・トータルサポートオフィス（MEDISO）の機能が強化され、より継続的で能動的な支援が受けられるようになります。

③診療報酬改定等の要望を受け付ける新たな一元窓口の設置
　ヘルスケアスタートアップ関係者の声をより直接的に政策に反映させる仕組みが整備されます。

④グローバル VC の日本誘致
　海外の優れたベンチャーキャピタル（VC、新興企業に投資する投資会社）を日本に誘致することで、資金調達の機会拡大と国際的なネットワーク構築を支援します。

これらの支援策を最大限に活用することで、医療者の起業へのハードルを下げ、成功の可能性を高めることができます。例えば、ヘルステック・チャレンジを利用することで、段階的に事業を成長させていく戦略を立てることができます。また、MEDISOの支援を受けることで、医療特有の規制や市場環境に関する専門的なアドバイスを得ることができます。

　さらに、診療報酬改定等の要望窓口を通じて、自社のビジネスモデルに関連する制度改正の提案を積極的に行うことも重要です。これにより、より事業を展開しやすい環境づくりに貢献できる可能性があります。

　グローバルVCの誘致は、国際展開を視野に入れた医療者起業家にとって特に重要です。海外市場への展開やグローバルなパートナーシップ構築の機会が広がることが期待されます。

　これらの支援策を有効活用するためには、常に最新の情報をキャッチするためのアンテナを張り、積極的に支援プログラムに応募したり、相談窓口を利用したりする姿勢が大切です。同時に、これらの支援策は手段であって目的ではないことを忘れてはいけません。あくまでも、**自身のビジョンを実現するための道具として活用**することが重要です。

　また、政府の支援策を活用することで、単に資金面での支援を得るだけでなく、規制当局や他の医療機関、研究機関とのネットワークを構築することもできます。これは、医療という高度に規制された分野でビジネスを展開するうえで、とても重要な要素となります。

　さらに、政府の支援を受けたプロジェクトは、一定の信頼性や注目度を得ることができます。これは、将来的な資金調達や事業提携の際にも有利に働く可能性があります。

　ただし、政府の支援策に頼りすぎることなく、自立したビジネスモデルの構築を目指すことが大前提です。支援策はあくまでも補助的なものであり、最終的には市場で評価される製品やサービスを提供できるかどうかが成功の鍵となります。

◆ 医療者が起業する社会的意義

　最後に強調したいのは、医療者が起業家となることの社会的意義です。医療の現場を知り尽くした専門家だからこそ、**医療者としての知見とビジネスの視点を融合させる**ことで、真に価値のあるイノベーションを起こすことができるのです。そして、そのイノベーションが、多くの人々の健康と幸せにつながっていくと考えています。

　例えば、AIを活用した診断支援システムの開発や、遠隔医療プラットフォームの構築、さらには個別化医療を実現するためのデータ解析ツールの開発など、医療の質を向上させつつ、効率化にも貢献する多くの可能性が広がっています。

　医療者から起業家への道のりは平坦ではありません。臨床現場とビジネスの世界の違いに戸惑うことも多いでしょう。規制の壁、資金調達の難しさ、人材確保の課題など、乗り越えるべきハードルは多くあります。

　しかし、その先には、医療を変革し、社会に大きなインパクトを与える可能性が広がっています。自身の臨床経験と起業家精神を融合させ、また政府の支援策なども賢く活用することで、「こうあればいいのに」と考えている理想を実現できるはずです。読者の皆さんの中にある「医療をよりよいものにしたい」という思いを、ぜひ起業という形で実現してほしいと思います。起業という一歩を踏み出す勇気が、新しい医療の未来を切り開いていくと考えています。

（加藤浩晃）

2章 ヘルスケアスタートアップの事業構想

　本章では、ヘルスケアスタートアップの事業構想について、最新のトレンドから具体的なサービス開発のプロセスまでを詳しく見ていきます。

　「事業構想」とは、実現したい世界観を描き、その実現へのアイデアを着想し、試行錯誤するプロセスです。社会課題や市場ニーズから理想の未来を描き、革新的なアイデアを生み出し、検証を重ねて実現可能な事業計画へと発展させていくことで、新たな価値を創造するイノベーションの源泉となっていきます。（第2部「Q2」関連）。

◆ ヘルスケア領域の最新トレンド：医療DX

　デジタルトランスフォーメーション（Digital Transformation：DX）の波は、医療分野にも大きな変革をもたらしています。AI、IoT、遠隔医療など、最先端のテクノロジーが医療の質を向上させ、効率化を促進し、そして患者のQOL（生活の質）を改善する可能性を秘めています。

　人工知能（Artificial Intelligence：AI）の活用は、医療分野で特に注目を集めています。画像診断支援、医療データの解析、創薬プロセスの効率化など、その応用範囲は極めて広いです。例えば、深層学習を用いた画像診断AIは、放射線科医と同等以上の精度で病変を検出できるようになっています。これにより、医師の負担軽減と同時に、見落としのリスクを低減することが期待されています。また、自然言語処理技術を活用した問診AIは、患者の症状をより詳細に把握し、適切な診療科への振り分けを支援しています。これは特に、プライマリ・ケアの現場や救急外来での活用が期待されています。

　IoT（Internet of Things）技術とウェアラブルデバイスの進化も、医療に大きな変革をもたらしています。患者の健康状態を継続的にモニタリングすることが可能になり、心拍数、血糖値、血圧などのバイタルデータをリアルタイムで収集し、異常を早期に検知することができるようになりました。例えば、糖尿病患者向けの継続的血糖モニタリングシステムは、従来の指先

穿刺による測定に比べ、より詳細なデータを提供し、適切な治療につなげることができます。また、心不全患者のモニタリングデバイスは、体重や活動量の変化から症状の悪化を予測し、早期介入を可能にしています。

遠隔医療は、COVID-19 パンデミックを契機に急速に普及が進みました。オンライン診療プラットフォームの整備、遠隔モニタリングシステムの導入など、場所や時間の制約を超えた医療サービスの提供が可能になっています。特に慢性疾患の管理や、精神科領域での応用が進んでいます。遠隔医療は、医療へのアクセスを改善し、地理的な医療格差の解消にも貢献しています。また、感染症のリスクを低減しつつ、継続的な医療を提供することができるという利点もあります。

ビッグデータの活用と**精密医療**も、医療 DX の重要なトレンドです。膨大な医療データを解析することで、個々の患者に最適な治療法を選択する「精密医療」が現実のものとなりつつあります。遺伝子情報、生活習慣データ、既往歴などを総合的に分析し、疾病リスクの予測や個別化された治療計画の立案が可能になっています。これは特に、がん治療の分野で大きな進展が見られています。

これらのトレンドは互いに連携し、相乗効果を生み出しています。例えば、IoT デバイスで収集されたデータを AI が分析し、その結果を遠隔医療で患者にフィードバックするといった具合です。ヘルスケアスタートアップの事業構想においては、一般的な社会・経済の動向に加え、医学領域やデジタル領域などのトレンドを組み合わせ、自社にしか提供できない価値を探っていくことが求められます。

◆ ニーズの発見とサービス設計

医療の課題を解決し、医療の世界を変革するヘルスケアサービスを生み出すためには、「真のニーズ」を発見し、それに基づいてサービスを設計することが重要です（図1）。医療現場での直接観察や、患者・医療従事者へのインタビューは、潜在的なニーズを発見する最も効果的な方法です。例えば、慢性疾患患者の日常生活を観察することで、服薬管理の困難さや生活習慣改善の障壁などが明らかになるかもしれません。

既存の医療データや健康関連データの分析も、新たな洞察を得る有効な手段です。例えば、特定の治療法の効果と患者の生活習慣の相関を分析することで、個別化された治療計画の必要性が浮かび上がるかもしれません。また、医療費のデータを分析することで、予防医療の重要性や、特定の疾患に対する新たなアプローチの必要性が明らかになることもあります。

　さらに、前述の医療DXトレンドや、社会の変化（高齢化、生活習慣の変化など）を分析することで、将来的なニーズを予測することができます。例えば、高齢者の増加に伴い、在宅医療や介護サービスの需要が高まることが予想されます。こうした将来予測に基づいて、先手を打ったサービス開発を行うことも重要です。

　発見したニーズを明確な問題として定義することが次のステップです。例えば、「高齢者の服薬コンプライアンスを向上させる」「慢性疾患患者の生活の質を改善する」といった具体的な課題設定を行います。これに基づき、可能な解決策のアイデアを幅広く出していきます。この段階では、実現可能性にとらわれず、自由な発想をたくさん出すことを心がけます。

　出されたアイデアの中から、技術的・経済的に実現可能性が高いものを選び出し、具体的なサービスとして設計していきます。ここでは、ユーザージャーニーマップ（ユーザーがあるサービスを使って目的を達するための道筋

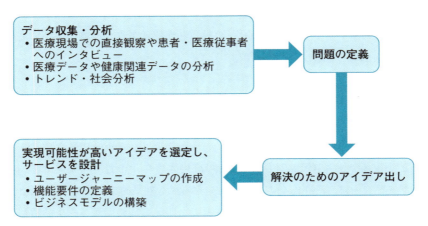

図1　ニーズの発見とサービス設計の流れ

を可視化したもの）の作成、機能要件の定義、ビジネスモデルの構築などを行います。特に、ユーザー（患者や医療従事者）の視点に立ったサービス設計が重要です。使いやすさ、有効性、安全性などを十分に考慮する必要があります。

◆ MVPの作成と初期検証

　MVP（Minimum Viable Product：実用最小限の製品）をつくることは、ヘルスケアスタートアップにとって非常に重要なステップです。MVPを通じて、最小限のリソースで市場の反応を確認し、サービスの改善につなげることができます。

　まず、サービスの核となる機能を特定します。例えば、慢性疾患管理アプリのMVPであれば、「症状記録機能」「服薬リマインド機能」「医師とのメッセージ機能」などが考えられます。これらの機能を実装したプロトタイプを作成し、実際のユーザーにテストしてもらいます。

　アプリのようなソフトウェア系MVPの開発方法は、ローコード／ノーコードツールの活用、既存のプラットフォームのカスタマイズ、フルスクラッチ開発など、目的や予算に応じて選びます。特に初期段階では、迅速かつ低コストで開発できる方法を選ぶことが重要です。

　医療サービスの場合、使いやすさは特に重要です。高齢者や障害を持つ方でも容易に使用できるよう、シンプルで直感的なユーザーインターフェース（UI）を心がけます。また、セキュリティとプライバシーの確保も最優先事項です。MVPの段階から、患者データの安全な取り扱いを最重視する必要があります。

　MVPをテストするための初期ユーザーを獲得することも重要です。医療者の場合、自身のネットワークを活用したり、医療機関と連携したりするのが効果的です。テスト段階では、ユーザーからのフィードバックを系統的に収集し、分析します。定量的データ（使用頻度、継続率など）と定性的データ（ユーザーインタビューなど）を組み合わせることで、プロダクトが本当にユーザーの実態やニーズに合っているか、課題の解決に役立つか、感触を

得ることができます。

　収集したフィードバックに基づいて、MVP を継続的に改善していきます。この過程で、当初想定していなかった新たなニーズや用途が発見されることもあります。柔軟な姿勢で、ユーザーの声に耳を傾けることが重要です。

　MVP の段階から、サービスのスケーラビリティ（拡張性）を考慮することも大切です。ユーザー数が増加した際のシステム負荷や、他の医療機関への展開可能性などを検討します。また、ビジネスモデルの検証も行います。ユーザーの支払い意思や、医療機関の導入意欲などを確認し、必要に応じてモデルを修正します。

◆ 法規制を踏まえたサービス開発

　ヘルスケア領域のサービス開発では、さまざまな法規制への対応が不可欠です。特に重要なのは、医薬品医療機器等法（薬機法）への対応です。サービスが医療機器に該当するかどうかを慎重に検討する必要があります。AI を用いた診断支援システムや、治療用アプリなどは医療機器として承認が必要になります。

　医療機器に該当する可能性がある場合は、早い段階から PMDA（医薬品医療機器総合機構）への相談を活用することをお勧めします。承認申請に必要なエビデンスの収集のため、計画的に臨床試験や有効性・安全性の検証を行っていく必要があります。

　個人情報保護法への対応も極めて重要です。医療データは特に機微な個人情報であり、厳格な管理が求められます。個人情報の取得・利用・保管・廃棄の各段階での適切な対応、匿名加工情報やオプトインの活用、セキュリティ対策の徹底（暗号化、アクセス制御など）が必要です。

　また、遠隔医療サービスを提供する場合は、医師法や医療法に基づく対応が必要です。無診療治療等の禁止規定への対応やオンライン診療の適切な実施に関する指針、医療機器の広告規制への対応などに注意が必要です。

　グローバル展開を視野に入れる場合は、GDPR（General Data Protection Regulation、EU 一般データ保護規則）などの国際的な規制への対応も考慮に入れる必要があります。

これらの規制対応を適切に行うためには、法務専門家との早期からの連携が不可欠です。また、規制当局との積極的なコミュニケーション、業界団体や専門家コミュニティへの参加による最新動向の把握も重要です。

　サービス設計の段階から法規制を考慮に入れる「Privacy by Design」の考え方も重要です。後付けでの対応は多大なコストと時間を要するため、初期段階からの対応が効率的です。

　規制をただの制約と捉えるのではなく、むしろビジネスチャンスとして捉えることも大切です。万全な規制対応をしておくことで、ユーザーからの信頼獲得やサービスの差別化につなげることができます。

◆ 市場特性に応じた戦略的アプローチ

　ヘルスケアスタートアップの事業構想では、市場特性に応じた戦略的アプローチを選択することが重要です。ここでは、三つの主要なアプローチについて説明します（表1）。

　世界直行型アプローチは、国内市場と世界市場の構造が類似しており、か

表1 市場特性に合わせた3つのアプローチ

	世界直行型	段階的海外展開型	国内充実型
条件	国内市場と世界市場の構造が類似、かつ相対的に海外市場の規模が大きい	国内市場と世界市場の間に規制環境等の差異がある、海外展開に要するコストが高い	国内市場特有のニーズや規制環境に強く依存
例	革新的な医療機器や新薬の開発	デジタルヘルスサービスやヘルスケアアプリ	介護サービスや日本の保険制度に特化したサービス
戦略	・グローバルな規制環境を考慮したサービス設計 ・国際的な特許戦略の立案 ・多言語対応やグローバルな使用性を考慮したUI/UX設計 ・海外の投資家や協業先との早期のネットワーキング	・国内市場の成功で得た事例やエビデンスを基に海外展開 ・海外の規制環境や市場ニーズに合わせてサービスを調整	・日本の制度や文化に深く根ざしたサービス設計 ・国内の医療機関や介護施設との緊密な連携 ・日本の規制当局との密なコミュニケーション

つ相対的に海外市場の規模が大きい領域に適しています。例えば、革新的な医療機器や新薬の開発などがこれに該当します。このアプローチでは、事業初期から海外展開を視野に入れた戦略を立てます。グローバルな規制環境を考慮したサービス設計、国際的な特許戦略の立案、多言語対応やグローバルな使用性を考慮したユーザーインターフェース／ユーザーエクスペリエンス（UI/UX）設計などが重要になります。また、海外の投資家や協業先との早期のネットワーキングも欠かせません。

　段階的海外展開型アプローチは、国内市場と世界市場の間に規制環境等の差異がある場合や、海外展開に要するコストが高い場合に適しています。デジタルヘルスサービスやヘルスケアアプリなどがこれに該当することが多いです。このアプローチでは、まず国内市場で成功を収め、そこで得た成功事例やエビデンスを基に海外展開の準備を進めます。海外の規制環境や市場ニーズに合わせてサービスを調整し、段階的に海外市場に参入していきます。

　国内充実型アプローチは、国内市場特有のニーズや規制環境に強く依存する領域に適しています。介護サービスや日本の保険制度に特化したサービスなどがこれに該当します。このアプローチでは、日本の制度や文化に深く根ざしたサービス設計、国内の医療機関や介護施設との緊密な連携、日本の規制当局との密接なコミュニケーションが重要になります。

◆ 成長戦略としてのグローバル展開

　ヘルスケアスタートアップが持続的な成長を実現するためには、世界市場を見据える視点も重要です。

　グローバル展開を考えるうえでまず重要なのは、自社のソリューションがグローバル市場で通用するかの見極めです。言うまでもないですが、国内で成功したからといって、そのまま海外でも受け入れられるとは限りません。世界市場で競争力を持つためには、グローバル市場のニーズに合わせた設計や機能追加の検討が必要です。

　そのうえで、自社の製品やサービスがどの市場で最も必要とされているかを考えます。自社のリソースと、各国の市場性、規制環境、競合状況などを総合的に判断し、優先順位をつけて段階的に展開していくのが順当なアプロ

ーチです。高齢化が進む先進国市場なのか、医療インフラの整備が急務の新興国市場なのか、あるいは特定の疾患が問題となっている地域なのかを分析し、自社の強みや戦略に応じてターゲット市場を絞ります。

また、規制対応は、グローバル展開における大きな課題の一つです。医療機器や医薬品では、国ごとに異なる承認プロセスや品質基準に対応する必要があり、米国ではFDA（食品医薬品局）、欧州ではCEマーキング（EUの基準に適合することを示すマーク）など、それぞれの地域で必要な認証を取得しなければなりません。

規制対応を効率的に進めるためには、早い段階から各国の規制当局との対話を始め、要求事項を明確に理解しておくことが重要です。各国の規制に精通した専門家やコンサルタントの協力を得ることも有効です。

さらに、知的財産権の保護も必須の対応です。展開先の国で特許を取得するなどして、自社の技術やノウハウを保護します。新興国では知的財産権保護の制度が未整備の場合もあるため、事前の調査と慎重な対応が求められます。

資金面の準備も欠かせません。現地の投資家やVCからの資金調達も検討する価値があります。海外のVCやエンジェル投資家からより大規模な資金調達をすることができれば、急速な成長を実現できる可能性もあります。

世界市場での成長を加速させるためには、戦略的なパートナーシップの構築も必要です。展開先の医療機関、流通業者、研究機関などと協力関係を築くことで、リスクを軽減しつつ市場参入を加速できます。特に、現地の医療制度や商習慣に精通したパートナーの存在は、スムーズな事業展開に大きく寄与します。

組織・体制面では、グローバル人材の育成・確保も重要です。語学力はもちろん、異文化理解力やグローバルビジネスの経験を持つ人材を積極的に採用・育成することで、グローバル企業への進化を目指すことができます。

グローバル展開の成功事例では、先進国で開発された高度な医療技術を、新興国の実情に合わせて簡素化・低コスト化して大きな市場を開拓した例など、現地のニーズに柔軟に対応しつつ、自社の強みを最大限に活かせた企業が多いことがわかります。

一方で、失敗事例では、現地の文化や制度への理解が不足していたり、計画が過度に野心的だったりするケースが多いようです。グローバル展開には、事前の綿密な調査等の慎重さと、異なる環境に飛び込む大胆さのバランスが求められます。

　重要なのは、グローバル展開は単なる事業拡大の手段ではなく、世界中の患者さんに自社の革新的なソリューションを提供できる機会だということです。この視点を忘れずに、ぜひ世界というより大きな市場にも挑戦してもらいたいと思っています。

◆ MEDISOの活用と支援策

　MEDISO（医療系ベンチャー・トータルサポートオフィス）は、厚生労働省が運営するヘルスケアスタートアップ支援組織です。MEDISOの活用は、ヘルスケアスタートアップにとって、事業の成功確率を高める重要な要素となります。

　MEDISOでは、事業化戦略の相談、規制対応のサポート、資金調達支援、ネットワーキング支援、海外展開支援など、多岐にわたるサポートを受けることができます。経験豊富なアドバイザーによる事業計画や収益モデルの相談、医療機器承認プロセスや個人情報保護法対応などの複雑な規制環境への対応サポート、VCや補助金に関する情報提供、ピッチデッキ（投資家向けプレゼンテーション資料）の作成支援などが受けられます。

　MEDISOを効果的に活用するためには、早期からの相談、定期的な利用、情報の事前準備、フィードバックの活用が重要です。アイデア段階から相談することで初期の方向性を適切に定められ、事業の進捗に応じて繰り返し相談することで段階的な支援が受けられます。相談の際は事業計画書やピッチデッキなどを準備し、具体的な相談ができるようにしましょう。そして、得られたアドバイスを真摯に受け止め、事業計画に反映させることが重要です。

　MEDISOの支援を受けることで、ヘルスケアスタートアップ特有の課題に効果的に対処し、成功への道筋を立てやすくなります。ただし、MEDISOはあくまでサポート役であり、最終的な意思決定と実行は起業家自身が行う必要があることを忘れないでください。

◆ まとめ

これまで述べてきたことをまとめると、ヘルスケアスタートアップの事業構想においては、最新のテクノロジートレンドを押さえつつ、現場のニーズに基づいたサービス設計を行い、MVP を通じた迅速な検証と改善を繰り返すことが重要です。同時に、厳格な法規制環境下でのサービス開発という特殊性を理解し、これに対応していく必要があります。さらに、ビジネス展開の面では市場特性に応じた戦略的アプローチの選択とグローバル展開の検討、MEDISO などの支援策の効果的な活用が、成功への鍵となります。

ヘルスケアスタートアップの事業構想は、技術的イノベーション、ユーザーニーズの深い理解、厳格な規制環境への対応、そして社会的責任の認識など、多面的な要素を統合する必要があります。これらの要素のバランスを取りながら進めていくことで、真に価値のある、かつビジネスとして成立するヘルスケアイノベーションを生み出すことができます。

ヘルスケアスタートアップの道のりは決して平坦ではありませんが、その先にはたくさんの人々の健康と幸福に直接貢献できる大きな可能性が広がっています。綿密な計画と柔軟な対応、そして強い使命感を持って挑戦を続けることが、医療の未来を切り開くことにつながります。

（加藤浩晃）

3章 ヘルスケアスタートアップの収益モデル

　素晴らしいアイデアや技術を持っていても、それを持続可能なビジネスに転換できなければ、世の中を変えることはできません。本章では、ヘルスケアスタートアップが採用できるさまざまな収益モデル（ビジネスモデル）とその特徴、さらには継続的な収益を生み出すための戦略について詳しく見ていきます（第2部「Q3」関連）。

◆ B2C、B2B、B2B2C、B2B2E モデルの特徴

　ヘルスケアスタートアップの収益モデルは、主に **B2C**（Business to Consumer）、**B2B**（Business to Business）、**B2B2C**（Business to Business to Consumer）の3つに大別されます。それぞれのモデルには独自の特徴があり、提供するサービスの性質や対象となる市場によって、最適なモデルは異なります。さらに、近年注目を集めているモデルに「**B2B2E**」（Business to Business to Employee）があります（図1）。

① B2C モデル

　消費者、つまり患者や一般のユーザーに直接サービスを提供する収益モデルです。健康管理アプリやオンライン診療プラットフォーム、パーソナライズされた栄養指導サービスなどがこのカテゴリーに該当します。B2Cモデルの魅力は、潜在的に大規模な市場にアクセスできる点です。例えば、糖尿病患者向けの血糖値管理アプリは、日本だけでも約1,000万人の糖尿病患者がいるとされており、そのうちの一定割合をユーザーとして獲得できれば、大きな市場を手に入れることができます。

　しかし、B2Cモデルには課題もあります。最大の課題は、ユーザー獲得コストの高さです。個人向けのマーケティングは、多くの場合、効率が悪く、コストがかかります。また、個人の健康意識や支払い意欲に大きく依存するため、安定した収益を得るまでに時間がかかる可能性があります。さらに、医療や健康に関するサービスを個人に直接提供する場合、プライバシーとデータセキュリティへの配慮が非常に重要で、この点にコストをかける必要も

出てきます。

② B2B モデル

　他の企業や医療機関にサービスや製品を提供する収益モデルです。電子カルテシステム、医療機関向け AI 診断支援ツール、病院管理システムなどがこのカテゴリーに含まれます。B2B モデルの大きな利点は、契約単位が大きく、比較的安定した収益が見込める点です。例えば、大規模病院向けの患者待ち時間最適化システムを提供する場合、一件の契約で大きな収益を得ることができます。

　一方、B2B モデルの最も大きな課題は、営業サイクルの長さです。特に医療機関や大企業を相手にする場合、意思決定プロセスが複雑で時間がかかることが多く、契約締結までに長期間を要することがあります。また、顧客ごとのニーズに合わせたカスタマイズが必要になることも多く、開発やサポートのコストが高くなる傾向があります。

③ B2B2C モデル

　B2B2C モデルは、前出の２つのモデルの特徴を併せ持つハイブリッドな形態です。企業や医療機関を介して、最終的に消費者（患者）にサービスを提供するビジネスモデルです。医療機関向けのオンライン診療プラットフォームや、保険会社と連携した健康増進プログラムなどがこのカテゴリーに該当します。B2B2C モデルの利点は、B2B と B2C の長所を組み合わせられる

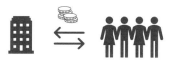
B2C モデル（企業から消費者へ）

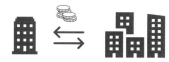
B2B モデル（企業から企業へ）

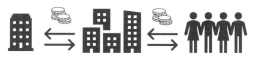
B2B2C モデル
（企業から企業を通し消費者へ）

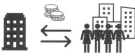
B2B2E モデル
（企業から企業の従業員へ）

図1　主要な収益モデル

点です。

　B2B2Cモデルの大きな課題は、複数のステークホルダーのニーズを同時に満たす必要がある点です。医療機関（または企業）と最終的なサービス提供先である患者の双方にとって価値のあるサービスを設計し、提供し続けることは容易ではありません。また、収益モデルが複雑になる傾向があり、適切な価格設定や収益配分の設計に細心の注意を払う必要があります。

④ B2B2E モデル

　さらに、近年注目を集めているのがB2B2Eモデルで、企業の従業員に向けて健康管理サービスや福利厚生サービスなどを提供する収益モデルです。月額料金制で安定した収益を生み出すことができ、ヘルスケア分野で確実に利益を出している重要なモデルとなっています。

　B2B2Eモデルの具体例として、企業向けのメンタルヘルスケアプラットフォームや、従業員の健康管理・健康増進プログラムなどが挙げられます。これらのサービスは、企業が従業員の健康と生産性を向上させるために導入するもので、従業員一人当たりの月額料金を企業が負担するケースが多いです。

　B2B2Eモデルの大きな利点は、安定した収益源を確保できる点です。企業との契約は通常長期的であり、月額料金制であることから、継続的かつ予測可能な収益を得ることができます。また、企業を通じて大規模な従業員ベースにアクセスできるため、個人向けマーケティングに比べて効率的にユーザーを獲得できます。

　さらに、従業員の健康増進は企業の生産性向上や医療費削減につながるため、企業側にも明確なメリットがあります。このため、B2B2Eモデルは他のモデルに比べて、サービスの価値を顧客（企業）に理解してもらいやすいという利点もあります。

　ただし、B2B2Eモデルにも課題はあります。企業のニーズと従業員個々のニーズのバランスを取ることが重要であり、プライバシーへの配慮が欠かせません。また、企業文化や組織構造によってサービスの浸透度が異なる可能性があるため、導入後のフォローアップや継続的な改善も必要となります。

　ヘルスケアスタートアップにとって、これらの収益モデルの特徴を理解し、

自社のサービスや市場に最適なモデルを選択することが成功への鍵となります。また、市場環境や技術の変化に応じて、柔軟にモデルを変更・適応させていく姿勢も重要です。B2B2Eモデルを含む多様な選択肢の中から、最適な戦略を見出していくことが必要です。

◆ 保険点数化と自費診療の戦略

ヘルスケアスタートアップにとって、製品・サービスを**保険点数化**（公的医療保険の適用）の対象にするか**自費診療**の対象にするかは、戦略的に重要な選択です。それぞれのアプローチには長所と短所があり、サービスの性質や市場の状況に応じて適切な戦略を選択する必要があります。

①保険点数化戦略

提供するサービスや製品が公的医療保険の適用対象となり、保険点数が付与されることを目指すアプローチです。この戦略の最大の利点は、40兆円以上の大規模な市場にアクセスできる点です。日本の国民皆保険制度のもとでは、保険適用されたサービスは、患者の経済的負担が軽減されるため、利用のハードルが大幅に下がります。また、医療機関にとっても導入しやすくなるため、普及が加速する可能性が高くなります。

例えば、AIを用いた画像診断支援システムが保険点数化を達成した場合、多くの医療機関での導入が促進され、結果として多くの患者が恩恵を受けられるようになります。さらに、スタートアップにとっては、安定した大規模な収益源を確保することができます。

しかし、保険点数化戦略には大きな課題があります。最も重要な課題は、承認プロセスの長さとコストです。保険適用を得るためには、厳格な審査プロセスを経る必要があり、臨床試験などで有効性と安全性を科学的に証明しなければなりません。このプロセスは長期間かかり、多額の資金を必要とします。また、承認された場合でも、保険点数によっては価格設定の自由度が制限されるため、高い利益率を確保することが難しくなるおそれがあります。さらに、将来の制度変更や保険点数の減額リスクも考慮に入れる必要があります。

②自費診療戦略

　公的医療保険の適用外でサービスを提供するアプローチです。この戦略は、美容医療、予防医療、ライフスタイル関連のヘルスケアサービスなどで多く見られます。自費診療戦略の最大の利点は、価格設定の自由度が高い点です。市場のニーズや自社のコスト構造に応じて柔軟に価格を設定できるため、高い利益率を確保できる可能性があります。また、規制のハードルが比較的低いため、迅速な市場投入が可能です。

　例えば、パーソナライズされた栄養指導と食事宅配を組み合わせたサービスを提供する場合、自費診療モデルにより、柔軟なサービス設計と価格設定が可能になり、顧客のニーズに合わせた多様なプランを提供できます。また、サービスの改善や拡張も、規制の制約を受けずに迅速に行えます。

　一方、自費診療戦略で最も大きな課題は、市場規模が限定される可能性がある点です。自費で高額なサービスを利用できる顧客層は限られており、大規模な普及を目指す場合には障壁となります。また、顧客獲得のためのマーケティングコストが高くなる傾向があり、効果的な集客戦略の立案が重要になります。さらに、経済状況の影響を受けやすく、景気後退期には需要が減少するリスクもあります。

　これらの戦略は必ずしも二者択一ではなく、両者を組み合わせたハイブリッド戦略も有効です。例えば、基本的なサービスは保険適用とし、付加価値の高いオプションサービスを混合診療に注意しながら自費で提供する形態などが考えられます。慢性疾患管理アプリを提供する企業が、健康管理機能は保険適用内で行い、より高度な分析や個別化されたコーチングサービス・運動療法の提供を自費オプションとして提供するケースなどが、このよい例でしょう。

◆ 継続的な収益を生み出す仕組み作り

　ヘルスケアスタートアップにとって最も重要なのは、**継続的な収益を生み出す仕組みを作ること**です。これは、企業として長期的に存続・成長するためには必須の条件です。しかし、多くのスタートアップが見落としがちな重

要な要素があります。それは、初期段階から**マネタイズ（収益化）モデルを意識したプロダクト設計**です（表1）。

「どうやってマネタイズするか」という視点を製品開発の初期段階から組み込むことは極めて重要です。これを後回しにすると、後になって大きな問題に発展する可能性があります。例えば、データ利活用の権利を適切に設定していなかったために、将来的な収益源を失ってしまうケースや、ユーザーの期待と収益モデルの不一致が生じるケースなどが多々見られます。

① サブスクリプションモデル

継続的な収益を生み出す代表的な仕組みの一つが、サブスクリプションモデルです。このモデルは、定期的に料金を徴収し、継続的にサービスを提供する仕組みです。月額制の健康管理アプリや、医療機関向けのSaaSプラットフォームなどが、この典型例です。サブスクリプションモデルの最大の利点は、安定した収益を生み出せる点です。また、顧客との長期的な関係構築にも役立ちます。

サブスクリプションモデルを成功させるためには、定期的に新機能を追加するなどして継続的に価値を提供し、顧客満足度を維持し続けることが不可欠です。また、顧客がサービスを最大限活用できるようサポートする「カス

表1 主なマネタイズの手段

	サブスクリプションモデル	フリーミアムモデル	ペイパーユースモデル	アウトカムベース課金モデル
仕組み	定期的に料金を徴収し、継続的にサービスを提供	基本機能を無料で提供し、高度な機能やサービスを有料で提供	利用量や成果に応じて課金	医療サービスの成果に応じて課金
例	月額制の健康管理アプリや、医療機関向けのSaaSプラットフォーム	有料の相談サービスを備えた無料の症状チェックサービス	システムの利用回数に応じた課金や、成約件数に応じた手数料	糖尿病患者のHbA1c改善度に応じた報酬や、特定保健指導の成功報酬型モデル
成功の条件	・新機能の追加など継続的な価値による顧客満足度維持 ・顧客がサービスを最大限活用するためのサポート（カスタマーサクセス） ・解約率の管理	・無料版と有料版の機能差の明確化 ・ユーザーの行動分析による有料化のタイミング判断 ・無料ユーザーへの一定の価値提供	・利用量や成果の測定方法の明確化、透明性の確保	・明確で測定可能な成果指標の設定 ・リスクと報酬を適切に分配する契約設計

3章 ヘルスケアスタートアップの収益モデル

タマーサクセス」の視点も重要です。さらに、解約率の管理も重要な課題です。顧客の利用状況を分析し、解約リスクの高いユーザーに早期にアプローチして顧客の維持率を高めるといった取り組みが必要になります。

②フリーミアムモデル

もう一つの有効な戦略が、フリーミアムモデルです。これは、基本機能を無料で提供し、高度な機能やサービスを有料で提供するモデルです。このモデルの利点は、ユーザー獲得のハードルを下げつつ、付加価値の高いサービスで収益を上げられる点です。例えば、基本的な症状チェック機能は無料で提供し、詳細な分析や医師へのオンライン相談は有料で提供するといった形態が考えられます。

フリーミアムモデルを成功させるためには、無料版と有料版の機能差を明確にし、アップグレードの動機を作ることが重要です。また、ユーザーの行動分析を行い、有料化のタイミングを適切に判断することも大切です。さらに、無料ユーザーにも一定の価値を提供し続けることで、ブランドロイヤリティを醸成し、将来的な有料化の可能性を確保しておく必要もあります。

③ペイパーユースモデル（都度課金）

医療機関向けのサービスでは、ペイパーユースモデル（都度課金）も有効です。これは、利用量や成果に応じて課金するモデルです。例えば、画像診断AI支援システムの利用回数に応じた課金や、患者紹介プラットフォームでの成約件数に応じた手数料などが考えられます。このモデルの利点は、顧客にとってのコスト負担が利用量に応じて変動するため、導入のハードルが低くなる点です。一方で、利用量や成果の測定方法を明確にし、わかりやすさ・透明性を確保することが重要です。

④アウトカムベースの課金モデル

さらに近年注目されているのが、アウトカムベースの課金モデルです。これは、医療サービスの成果（患者の健康改善度、医療費削減効果など）に応じて課金するモデルです。例えば、糖尿病患者のHbA1c改善度に応じた報酬や、特定保健指導の成功報酬型モデルなどが考えられます。このモデルは、特に保険会社や自治体向けのサービスで注目されています。アウトカムベースモデルを成功させるためには、明確で測定可能な成果指標を設定し、かか

りうるコストなどのリスク要因とアウトカム達成時の報酬を誰にどの程度分配するかといった契約設計を行うことが重要です。

　これらのマネタイズモデルを検討する際に重要なのは、自社の製品・サービスが顧客医療機関や顧客企業にどのような価値をもたらすかを意識することです。つまり、「自社製品はどれだけ顧客の売上を上げる、もしくはコストを下げることができるのか」を明確に示すということです。単に製品の技術的優位性だけでなく、顧客にもたらす具体的な経済的価値を数値で示すことができれば、顧客が製品を導入する大きな後押しになります。

　また、「その製品は、顧客の新規予算を獲得するのか、既存予算を置き換えるのか」を明確にすることも重要です。多くのヘルスケアスタートアップが陥りがちな罠として、「この診療科の規模感ならば〇〇百万円くらい取れるはず」といった粗い見積もりに基づいて事業計画を立ててしまうことがあります。しかし、このアプローチは非常に危険です。実際の医療機関の予算配分や意思決定プロセスを理解し、自社製品がどのように予算に組み込まれるのかを具体的に想定することが必要です。

　最後に、初期のプロダクト設計や利用許諾策定の段階から、将来的なデータ利活用や新たなマネタイズの可能性を見据えておくことも重要です。例えば、医療データの二次利用の権利を適切に設定しておくことで、将来的に大きな収益源となる可能性があります。

　これらの点を総合的に考慮し、マネタイズを意識したプロダクト設計を行うことができれば、安定した収益の確保、さらには持続的な成長の道筋が見えてきます。事業の初期段階から、顧客への価値提供だけでなく、適切な収益モデルの構築を考えることが、長期的な成功には欠かせません。

◆ 医療データの活用と収益化

　ヘルスケアスタートアップにとって、医療データは極めて価値の高い資産です。適切に収集・分析・活用することで、新たな収益源を生み出すことができます（図2）。

①自社サービスの改善や新製品開発への利用

医療データの活用方法としては、まず、自社サービスの改善や新製品開発への利用が考えられます。収集したデータを分析することで、ユーザーのニーズをより深く理解し、サービスの改善につなげることができ、また、データから得られた洞察を基に、新たな製品やサービスを開発することもできるでしょう。

②データマーケットプレイスの運営

次に、匿名化された医療データを第三者に提供するデータマーケットプレイスの運営も考えられます。製薬企業や研究機関、保険会社などが、このようなデータに高い関心を持っています。ただし、このアプローチを取る場合は、厳格なデータ保護とプライバシー配慮が不可欠です。また、データ提供の同意・取得プロセスも慎重に設計する必要があります。

③AIモデルの開発と販売

さらに、蓄積されたデータを基にしたAIモデルの開発と販売も有望な収益化の方法です。例えば、疾病予測モデルや治療効果予測モデルなどを開発し、それを他の医療機関や製薬企業にライセンス提供することが考えられます。このアプローチは、データそのものを提供するよりも付加価値が高く、より高い収益性が期待できます。

④リアルワールドデータ（RWD）の提供

また、リアルワールドデータ（RWD）の提供も注目されています。臨床

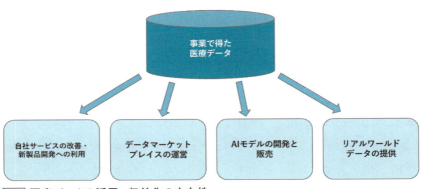

図2 医療データの活用・収益化の方向性

試験では捉えきれない実際の診療現場でのデータは、製薬企業や規制当局にとって非常に価値があります。RWD を適切に収集し、分析・提供するサービスは、大きな市場ポテンシャルを持っています。

　一方で、医療データの活用と収益化には慎重な対応が必要です。個人情報保護法や GDPR などの規制を遵守し、データの匿名化や適切な同意取得プロセスを確立することが不可欠です。また、データの品質管理や、セキュリティ対策にも万全を期す必要があります。

　さらに、データの倫理的な利用についても十分な配慮が必要です。患者の利益を最優先に考え、データの利用が社会的に受け入れられるものであるかを常に検討する必要があります。透明性の高い情報開示と、外部有識者を含めた倫理委員会の設置なども検討すべきでしょう。

　医療データの活用と収益化を成功させるためには、データサイエンティストや AI 専門家など、高度な専門性を持つ人材の確保も重要です。また、データの価値を最大化するためには、他の医療機関や研究機関との連携も効果的です。データ共有のエコシステムを構築することで、より大規模かつ多様なデータセットを活用できるようになります。

　医療データの活用においては、常に患者ベネフィットを最優先に考えることが重要です。データ活用によって得られた知見を、いかに患者の健康改善や医療の質の向上につなげるかを考え、実践していく必要があります。そうすることで、持続可能かつ社会的に価値のある事業モデルを構築することができるでしょう。

　また、単一の収益モデルに依存するのではなく、複数の収益源を持つことも検討すべきです。例えば、サブスクリプションモデルを主軸としつつ、データ販売やコンサルティングサービスも行うなど、複数の収益源を組み合わせることで、事業の安定性と成長性を高めることができます。

　さらに、収益モデルの検討においては、短期的な利益だけでなく、長期的な持続可能性も考慮することが重要です。特に医療分野では、社会的な信頼性と評価が事業の成功に大きく影響します。倫理的で透明性の高い事業運営

を心がけ、患者や医療従事者、規制当局などのさまざまなステークホルダーからの信頼を獲得することが、長期的な成功につながります。

◆ 診療報酬改定への対応と要望の伝え方

　診療報酬改定は、ヘルスケアスタートアップの収益モデルに大きな影響を与える重要な要素です。2年に一度行われる診療報酬改定に適切に対応することが求められます。

　診療報酬改定への対応では、まず改定の内容をできるだけ早く、かつ正確に把握することが重要です。改定情報は厚生労働省のウェブサイトや各種業界団体から入手できますが、自社のビジネスに関連する部分を抽出し、影響を分析することが必要です。分析後、必要に応じて改定に伴う自社サービスの価格戦略の見直しや、顧客である医療機関へのサポート体制の整備を行います。

　診療報酬の改定にあたっては、業界団体を通じて規制当局に事業者の立場から要望を伝えるなどして、自社の事業が進めやすくなるよう改定を働きかけるという戦略もあります。特に、これまでなかった種類の製品・サービスを構想している場合は、こうしたルールメイキングに関わる取り組みも必要だといえます。

　ただ、診療報酬改定に関する要望については、公式のプロセスを理解し、それに沿って行動することが重要で、スタートアップ企業が直接このプロセスに関与することは難しい場合が多いのが現状です。

　スタートアップ企業としては、自社の製品やサービスの価値を示す科学的エビデンスを蓄積し、それを学術雑誌への投稿やプレスリリースなど、適切な形で公表していくことが重要です。また、関連する学会や業界団体の動向を注視し、可能であればそれらの組織に参加することで、業界全体の流れを把握することも有益です。

　政府のヘルスケアスタートアップ支援の一環として新設される「ヘルスケアスタートアップ関係者からの診療報酬改定等の要望を受け付け、検討を行う新たな一元窓口」については、今後の運用状況を注視し、適切に活用していくことが重要です。この窓口が、スタートアップの声をより直接的に政策

決定プロセスに反映させる機会となる可能性があります。

　診療報酬改定への対応は長期的な視点で行う必要があり、一朝一夕には結果が出ないことを理解しておきましょう。自社の製品やサービスの改善、エビデンスの蓄積、市場での評価の向上など、着実に事業を成長させていくことが、最終的には診療報酬改定にもよい影響を与える可能性があります。

◆ "自分らしい"新規事業を構築する

　本章では、スタートアップ経営に必要な収益モデルの構築について、ヘルスケア領域の特性を加味してお伝えしてきましたが、競合がひしめくヘルスケアスタートアップ業界で持続的に成長していくためには、自社なりのユニークネスを磨いていくことも大切です。ここでは、新規事業をより「自分らしい事業」として作り上げる方法を、自分の経験も交えてお話しします（図3）。

　新規事業を立ち上げる際、まず**自分自身を深く理解する**（Who am I ?）ことが重要です。私の場合、医師としての経験と、AIやデジタルヘルスへの興味が自己理解の核となりました。

　実践のポイントは、以下の3つです。
- 自分の強み、情熱、経験をリストアップする
- 過去の成功体験や失敗から学んだことを振り返る

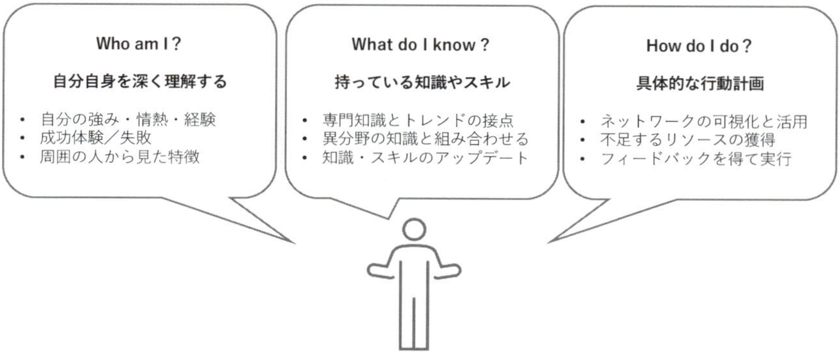

Who am I ? 自分自身を深く理解する	What do I know ? 持っている知識やスキル	How do I do ? 具体的な行動計画
・自分の強み・情熱・経験 ・成功体験／失敗 ・周囲の人から見た特徴	・専門知識とトレンドの接点 ・異分野の知識と組み合わせる ・知識・スキルのアップデート	・ネットワークの可視化と活用 ・不足するリソースの獲得 ・フィードバックを得て実行

図3 "自分らしい"新規事業を構築するための3つの視点

- 周囲の人に自分の特徴を聞いてみる

　次に、自分が持っている知識やスキルを、<u>どのように問題解決に活かせるか</u>（What do I know?）を考えます。私がアイリス社でAI医療機器「nodoca」の開発に取り組んだのも、医療知識とAIへの理解を組み合わせた結果です。

　実践のポイントは、以下の3つです。
- 専門知識とトレンドの接点を探る
- 異分野の知識を組み合わせて新しい視点を生み出す
- 常に学び続け、知識やスキルをアップデートする

　さらに、自分のネットワークやリソースを最大限に活用し、<u>具体的な行動計画</u>を立てます（How do I do?）。私の場合、医療現場とビジネス業界の両方にコネクションがあったことが、事業立ち上げの大きな助けとなりました。

　実践のポイントは、以下の3つです。
- 自分のネットワークを可視化し、活用方法を考える
- 不足しているリソースを特定し、獲得方法を検討する
- 小さな一歩から始め、フィードバックを得ながら進む

◆ CPF → PSF → SPF → PMF の4段階での検証

　事業アイデアをビジネスにしていくためには、顧客との対話を通じたCPF → PSF → SPF → PMF という4つの段階で検証していくことが重要です。4段階の最後、PMF（Product Market Fit）の達成は事業の成功に特に重要な観点なので、この後でさらに詳しく解説します（図4）。

① CPF（Customer Problem Fit）
- 目的：顧客が本当に抱えている問題を特定する
- 実践：医療現場に足を運び、医師や看護師と直接対話

② PSF（Problem Solution Fit）
- 目的：特定した問題に対する解決策が適切かを確認
- 実践：AIを活用した画像診断システムのコンセプトを医療従事者に提示

③ SPF（Solution Product Fit）
- 目的：解決策を具体的な製品として実現可能か検証
- 実践：プロトタイプを開発し、限定的な環境でテスト
④ PMF（Product Market Fit）
- 目的：製品が市場のニーズを満たし、スケールする可能性があるか確認
- 実践：製品を実際の医療現場に導入し、使用データと反応を収集

4つのFitを検証していく際には、下記のポイントを意識するとよいでしょう。
1. 各段階で仮説を立て、できるだけ早く検証する
2. 顧客からのフィードバックを謙虚に受け止め、柔軟に対応する
3. 定量的データと定性的フィードバックの両方を重視する
4. 必要に応じて前のステップに戻り、再検討する勇気を持つ

そして事業が軌道に乗り始めても、自分の価値観や情熱を見失わないことが大切です。私は常に、「医療をよりよくする」という初心を忘れないよう意識しています。

実践のポイントは、以下の3つです。
- 定期的に自分のモチベーションを確認する

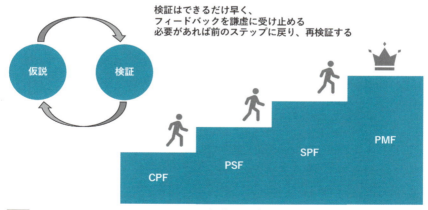

図4 CPF → PSF → SPF → PMF の4段階での検証

- チームと価値観を共有し、組織文化に反映させる
- 時には立ち止まり、大局的な視点で事業を見つめ直す

　自分らしい事業を作るには、自己理解を深め、自分の強みを最大限に活かすことが重要です。同時に、顧客のニーズや市場の動向にも敏感でなければなりません。CPFからPMFまでの段階的な検証プロセスを通じて、自分のビジョンと市場のニーズのバランスを取りながら、粘り強く挑戦を続けることで、自分らしく、そして社会に価値をもたらす事業が生まれると考えています。

◆ ヘルスケアスタートアップにおけるPMFの3つのタイプ

　プロダクト・マーケット・フィット（PMF）は、開発した製品やサービスが市場のニーズに適合し、持続可能なビジネスモデルを確立できる状態です。この達成は、医療・ヘルスケア領域の新規事業の成功に向けた非常に重要な要素です。

　しかし、医療・ヘルスケア領域は多岐にわたるため、製品やサービスにより求められるアプローチも異なります。ここでは、ヘルスケアスタートアップが目指すべきPMFを3つのタイプに分類し、それぞれの特徴と成功に向けたアプローチを解説します。自分が行う新規事業がどのタイプに該当するか考えながら読んでみてください。

①顕在需要型

　このタイプは、医療現場で明確な問題や緊急性の高い問題にソリューションを提供する場合に適しています。例えば、医療機関の業務効率化ソフトウェアや高度な画像診断支援システムなどが該当します。

〈特徴〉
・需要が明確で、競合も多い
・医療従事者が積極的に解決策を探している
・既存の製品やサービスとの比較が行われる

〈成功に向けたアプローチ〉
・圧倒的に優れた製品やサービスの開発

・競合との明確な差別化
・迅速な市場展開とスケーリング
〈事例〉

　医療用 AI 画像診断ソフトウェアを開発するスタートアップを想定してみましょう。放射線科医の不足や診断の質の向上は、多くの医療機関が抱える喫緊の課題です。このスタートアップは、高精度な AI アルゴリズムと使いやすいインターフェースを組み合わせた製品を開発し、短時間で導入可能なクラウドベースのソリューションとして提供します。競合他社より優れた精度と使いやすさを実現し、さらに医療機関ごとのカスタマイズにも柔軟に対応することで、急速に市場シェアを拡大していきます。

②**常識変革型**

　このタイプは、医療界で「当たり前」とされてきた課題に対して、革新的なアプローチで解決策を提示する場合に適しています。例えば、遠隔医療システムや PHR（個人健康記録）を活用した患者データの統合管理プラットフォームなどが考えられます。

〈特徴〉
・問題の存在は認識されているが、解決は諦められている
・既存の方法や慣習を変える必要がある
・競合は比較的少ない

〈成功に向けたアプローチ〉
・医療従事者や患者の意識改革
・新しいアプローチの有効性の実証
・段階的な導入と普及戦略

〈事例〉

　慢性疾患管理のためのデジタルセラピューティクス（DTx）を開発するスタートアップを考えてみましょう。従来の薬物療法や対面診療に依存した管理方法から、スマートフォンアプリを活用した患者の自己管理支援と遠隔モニタリングを組み合わせたソリューションを提供します。エビデンスに基づいた有効性を示すとともに、医療従事者向けの教育プログラムを展開し、新しい治療アプローチの普及を図ります。保険償還の獲得にも取り組み、持

続可能なビジネスモデルを構築していきます。

③未来創造型

　このタイプは、現時点では実現困難と思われる医療の未来像を描き、その実現に向けて段階的に技術開発と市場創造を行う場合に適しています。例えば、再生医療技術やBrain Machine Interface（BMI）などが該当します。

〈特徴〉
・現時点ではSFのように思われる概念
・技術的・倫理的・法的な障壁が高い
・長期的な視野と忍耐が必要

〈成功に向けたアプローチ〉
・明確で魅力的なビジョンの提示
・段階的な技術開発と市場創造
・持続的な資金調達と人材確保

〈事例〉

　完全なる人工臓器の開発を目指すスタートアップを想像してみましょう。最終目標は、あらゆる臓器を人工的に作製し、移植待機者をゼロにすることです。しかし、この目標達成には数十年を要する可能性があります。そこで、まずは人工血管や単純な組織の作製技術の確立に注力し、その過程で得られた知見を活用して再生医療向けのバイオマテリアルや培養システムを製品化します。これらの中間製品で収益を確保しながら、段階的に複雑な臓器の開発に取り組んでいきます。

　上記3つのタイプをどう選択するか、私は以下の点を考慮するのがよいと考えています。

1. 解決しようとする医療課題のニーズの明確性と緊急性
2. 既存の医療システムや慣習との親和性
3. 技術的な実現可能性と開発期間
4. 規制や倫理的配慮の必要性
5. 資金調達の見通しと事業の持続可能性

一つのタイプに固執せず、状況に応じて柔軟に戦略を変更することも重要です。例えば、未来創造型のビジョンを掲げつつも、その過程で顕在需要型の製品を開発し、収益基盤を確立するといったアプローチも有効です。

　イノベーションの実現には、技術的な革新だけでなく、既存の医療システムや慣習の変革が必要となる場合も多々あります。そのため、医療従事者としての専門知識や現場経験を活かしつつ、多様な分野の専門家とも協力し、総合的なアプローチで課題解決に取り組むことが求められます。

　どのタイプを選択するにせよ、常に患者さんや医療従事者のニーズに耳を傾け、エビデンスに基づいた製品開発と事業展開を心がけることが、医療・ヘルスケア分野の新規事業の成功の鍵となります。

（加藤浩晃）

4章 競合分析と差別化戦略

　さまざまなヘルスケアスタートアップがある中で企業として生き残っていくためには、独自の強みを見出し、育てていく必要があります。本章では、競合分析と差別化戦略について考えていきます（第 2 部「Q4」関連）。

◆ ヘルスケアスタートアップの競争環境

　医療・ヘルスケア市場は、急速に成長し、同時に激しい競争が繰り広げられている分野です。この市場には、大手製薬会社や医療機器メーカー、巨大IT企業、そして数多くのスタートアップが参入しています。それぞれが独自の強みを持ち、市場シェアの獲得を目指しています。

　大手製薬会社や医療機器メーカーは、豊富な資金力と研究開発能力、そして長年にわたって構築された医療機関とのネットワークを強みとしています。一方、GoogleやAppleなどの**世界的IT企業**は、先進的な技術力と膨大なユーザーベース、そしてデータ解析能力を武器に、ヘルスケア市場への進出を図っています。

　<u>スタートアップ</u>は、機動力と革新的なアイデアを武器に、既存の大企業が見落としていたり、手が出せないニッチな市場や、新しい技術を活用した新規市場の開拓を目指すことが大切です。特に、AI、IoT、遠隔医療などの分野では、スタートアップが大きな役割を果たしています。

◆ ヘルスケア分野内の市場別戦略

　以下に挙げる市場はそれぞれ異なる特性を持ち、それに応じた戦略が必要となります。

①バイオ・再生医療市場
・特性：開発期間が長く、高額な研究開発費が必要。規制も厳しいが、参入が難しい分、成功した場合の市場規模は非常に大きい。
・戦略：アカデミアとの連携強化、大手製薬企業とのアライアンス、段階的な資金調達戦略の構築が重要。

②**医療機器・ソフトウェア医療機器（SaMD）市場**
・特性：ハードウェアとソフトウェアの融合が進む。規制対応が必要だが、バイオ医薬品ほど開発期間は長くない。
・戦略：ユーザビリティの高さと臨床的有用性の両立、迅速な製品改良サイクルの確立が重要。

③**医療DX・AI市場**
・特性：技術革新のスピードが速く、大量のデータ活用が鍵。規制環境が未整備な部分も多い。
・戦略：高品質なデータの確保、AIの説明可能性の担保、医療機関との密接な連携による実証実験の実施が重要。

　これらの市場において成功するためには、それぞれの特性を十分に理解し、適切な戦略を立てることが重要です。また、これらの市場は互いに関連し合っており、例えばAI技術を活用した医療機器の開発など、領域をまたいだイノベーションの機会も多くあります。

　しかし、これらの戦略は固定的なものではなく、市場環境の変化に応じて進化させていく必要があります。特に医療・ヘルスケア分野は、技術革新や制度変更によって**市場環境が急激に変化**することがあります。常に市場のトレンドをウォッチし、自社の戦略を柔軟に調整する姿勢が重要です（図1）。

◆ エコシステム構築と協業戦略

　ヘルスケアスタートアップの成功には、独自の技術や製品の開発だけでなく、エコシステムの構築が不可欠で、そのためには協業も重要な戦略です。

①**ヘルスケア分野のエコシステムを理解する**

　ヘルスケア分野は、医療機関、製薬企業、医療機器メーカー、保険者、規制当局など、多様なプレイヤーが複雑に絡み合う特殊な市場です。複雑なエコシステムを理解し、うまく活用することが、成功の鍵です。例えば、医療機器の開発では、医療機関での臨床試験、規制当局の承認、保険収載など、多くのステップが必要です。各段階で適切なパートナーと協力関係を築くこ

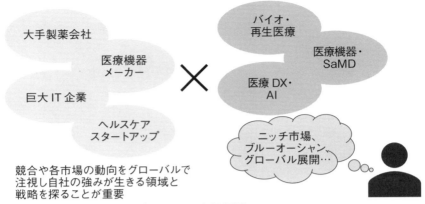

図1 ヘルスケアビジネスのプレイヤーと市場領域

とで、開発のスピードアップや成功確率の向上が期待できます。さらに、患者団体や地域コミュニティとの連携も、ユーザー視点の製品開発や普及促進に役立ちます。

②主要なステークホルダーとの協業戦略

医療機関との協業は、臨床現場のニーズを的確に把握し、製品やサービスの検証を行ううえで不可欠です。例えば、医師や看護師との定期的な意見交換会を設けたり、プロトタイプの使用評価を依頼したりすることで、実用性の高い製品開発につながります。

大手製薬・医療機器メーカーとの協業も重要な戦略です。スタートアップの革新的な技術と大手企業の資金力や販売網を組み合わせることで、市場への迅速な参入が可能になります。ただし、知的財産権の取り扱いなど、慎重な契約交渉が必要です。協業の形態には、共同研究開発、ライセンス契約、戦略的提携など、さまざまなオプションがあります。

保険者との協業は、特に予防医療や健康経営の分野で重要です。健康保険組合や企業の人事部門と連携し、従業員の健康増進に寄与するサービスを提供することで、大規模な顧客基盤を獲得できる可能性があります。

③オープンイノベーションの活用

近年、大企業もヘルスケア分野でのイノベーションに向けてスタートアップとの協業を求めており、アクセラレータープログラムやコーポレートベン

チャーキャピタル（CVC）を通じた連携が活発化しています。これらのプログラムへの参加は、資金調達だけでなく、大企業のリソースや専門知識へのアクセス、実証実験の機会を得られることもメリットです。特に、ヘルスケア専門のアクセラレータープログラムでは、業界特有の課題に精通したメンターからの指導や、規制対応のサポートなども受けられる場合があります。

④産学連携の推進

大学や研究機関との連携は、最先端の技術シーズを事業化するうえで重要です。アカデミアの持つ基礎研究の知見と、企業の事業化ノウハウを組み合わせることで、革新的な製品やサービスを生み出せる可能性が高まります。また、大学の持つネットワークや信頼を活用することで、医療機関との連携や臨床試験の実施がスムーズになることも期待できます。

ただし、アカデミアと企業では文化や価値観が異なるため、双方の目的や期待を明確にし、Win-Winの関係を構築することが重要です。

具体的には、アカデミアは論文発表や学術的成果を重視する傾向がある一方、企業は製品化や収益性を重視します。この違いを理解したうえで、共同研究契約を結ぶ際には、研究成果の公表時期や方法、知的財産権の帰属、収益の配分などについて、事前に明確な取り決めを行うことが重要です。また、利益相反の管理も重要です。特に医学研究では、企業との関係が研究結果の信頼性に影響を与える可能性があり、情報開示と管理体制の構築が必要です。

◆ 医療者ならではの強みの活かし方

医療者が立ち上げたスタートアップには、他にはない独自の強みがあります。その最大の強みは、**現場の知識と経験**です。日々の診療や研究を通じて得られる洞察は、医療現場の真のニーズを理解するうえで非常に貴重なものです。

例えば、ある救急医が立ち上げたスタートアップでは、救急現場での経験を活かし、救急車内での患者情報の迅速な共有を可能にするシステムを開発しました。このシステムは、救急医療の質を大きく向上させ、多くの病院に採用されています。

また、医療者は**患者や他の医療従事者との信頼関係を構築しやすい**という

強みもあります。これは、製品やサービスの初期導入やフィードバック収集の段階で大きな利点です。さらに、医療者は倫理的な判断力も備えています。医療やヘルスケアに関するサービスを提供するうえで、倫理的な配慮ができることは極めて重要です。

ただし、医療者ならではの強みを活かすためには、1章で触れたように**ビジネススキルの習得や技術面での課題を克服**する必要があります。これらは、ビジネススクールでの学習や、経験豊富な経営者をメンターとして迎えること、技術に強い共同創業者を見つけることなどで対応できます。

◆ 日本の強みを活かしたグローバル展開戦略

医療・ヘルスケア市場は、各国の制度や文化の違いにより、ローカライズの必要性が高い分野です。しかし同時に、人々の健康という普遍的な価値を扱うがゆえに、グローバルに展開できる可能性も秘めています。

日本のヘルスケアスタートアップがグローバル市場で差別化を図るうえで、日本の強みを活かすことは重要な戦略となります。日本の**医療システムの効率性や質の高さ**は世界的に評価されており、それを支えるテクノロジーやノウハウは、他国の医療システム改革にも貢献できる可能性があります。例えば、日本の**高齢化社会で培った介護支援技術**は、今後高齢化が進む他のアジア諸国でも需要がある可能性が高いです。そのうえで、自社のソリューションがどの程度普遍的な価値を提供できるかを見極めることが重要です。

日本の強みを活かしたグローバル展開戦略を考える際は、以下の点に注目することが重要です。

①**高品質な医療データの活用**

日本の国民皆保険制度により蓄積された質の高い医療データは、AI開発などに大きな強みとなります。

②**高齢化社会への対応ノウハウ**

世界に先駆けて超高齢社会を迎えた日本の経験は、今後高齢化が進む国々にとって貴重なモデルとなります。

③**予防医学の発展**

健康診断文化が根付いている日本の予防医学のアプローチは、世界的にも注目されています。

④**精密製造技術**

医療機器分野における日本の精密製造技術は、世界的に高い評価を受けています。ソフトウェアだけでなくハードをつくることが差別化につながる可能性があります。

これらの強みを活かす一方で、グローバルに展開するには**各国の規制環境や医療制度の違い**にも十分注意を払う必要があります。例えば、アメリカでは民間保険が中心であり、日本とは市場環境が全く異なります。また、EUではGDPRに代表されるデータ保護規制が厳格です。こうした違いを理解し、柔軟に対応できるビジネスモデルを構築することが重要です。

◆ ブルーオーシャン戦略の実践

ブルーオーシャン戦略は、競争の激しい既存市場（レッドオーシャン）ではなく、**競争のない新市場（ブルーオーシャン）を創造する戦略**です。医療分野では、既存の治療法や診断法を改善するだけでなく、全く新しいアプローチを提案することで、ブルーオーシャンを創造できる可能性があります。

ブルーオーシャン戦略を実践するうえで重要なのは、**既存の常識や枠組みにとらわれない**ことです。「医療はこうあるべき」という固定観念を一度脇に置き、患者や医療従事者のニーズを根本から見直してみて事業を考えることが大切です。

ただし、全く新しい市場を創造することは、その市場の需要を一から育てる必要があることを意味します。特に医療分野では、新しいアプローチの有効性や安全性を科学的に証明し、規制当局の承認を得るプロセスが必要になることがあります。これには時間とコストがかかるため、長期的な視点と、資金や人材などのリソース確保が不可欠です。

（加藤浩晃）

5章 起業後の現実
期待と現実のギャップ

　本書ではたびたび「起業の道のりは平坦ではない」と書いています。むしろ、起業すると迷ったり、悩んだり困難に向き合うことも多々あります。本章では、医療者が起業後に直面する現実と、そこで生じる期待と現実のギャップについて詳しく見ていきます（第2部「Q5」関連）。

◆ 起業初期の困難とその乗り越え方

　起業は、夢と希望に満ちたチャレンジですが、特に、医療現場という専門性の高い分野から、ビジネスの世界に飛び込むことは、医療者に想像以上に大きな変化をもたらします。多くの医療者起業家が、起業後にさまざまな困難や予想外の事態に直面し、時には挫折を味わうこともあります（図1）。

①ビジネススキル、ノウハウ習得

　起業初期の最も大きな困難の一つは、前述のように、ビジネスの基本的なスキルやノウハウの不足です。これは、**積極的に学習の機会**を求めるとともに、**経験豊富な起業家や経営者**をメンターとして迎え、アドバイスをもらうなどして乗り越えることが重要です。

②資金調達

　起業初期のもう一つの大きな困難は、資金調達です。ヘルスケアスタートアップの中でも、医療機器開発系のスタートアップは、開発や臨床試験にかかるコストが高く、収益化までの期間も長いことが多いため、十分な資金を確保しておく必要があります。しかし、多くの医療者は投資家とのコミュニケーションや、資金調達そのものに慣れていません。

　この困難を乗り越えるためには、**投資家の視点**を理解し、**ビジネスとしての魅力**を明確に伝えることが重要です。そのためには、市場規模や収益モデル、競合との差別化ポイントなどを、わかりやすく説明できるようになる必要があります。

③規制対応

さらに、医療機器開発系のヘルスケアスタートアップ特有の課題として、規制対応の複雑さがあります。医療機器プログラム（SaMD）の開発など、厳しい規制が存在する分野では、法的要件を満たすための時間とコストが予想以上にかかることがあります。この課題に対しては、早い段階から**規制当局との対話**を始め、必要な要件を明確に理解することが重要です。また、**規制に詳しい専門家やコンサルタント**の助言を得ることも有効です。

④医療現場との連携、臨床実験

また、医療現場との連携や臨床試験の実施も、医療機器開発系のヘルスケアスタートアップ特有の困難の一つです。新しい医療技術やサービスの有効性を証明するためには、しっかりとしたエビデンスが必要ですが、臨床試験の計画、実施、データ解析には多大な時間と労力がかかります。この困難に対しては、**医療機関や研究機関とのネットワーク**を構築し、協力体制を整えることが重要です。

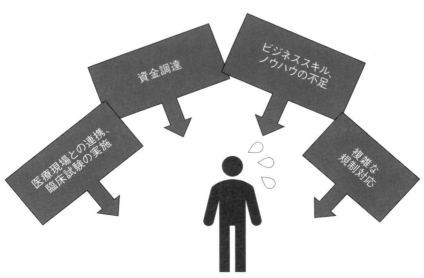

図1 起業初期に多い困難

5章 起業後の現実：期待と現実のギャップ

◆ 医療者から経営者への意識転換

上記のような困難に直面したとき、多くの医療者起業家は「医療者から経営者への意識転換」の必要性を痛感します。これは、単にビジネススキルを学ぶだけでなく、思考様式や価値観の変容を伴う、深い変化のプロセスです。

医療の世界では、「患者の利益を最優先する」ことが絶対的な価値観です。しかし、ビジネスの世界では、「顧客価値の創造」と「事業の持続可能性」のバランスを取ることが求められます。この価値観の違いに戸惑い、葛藤を感じる医療者起業家は少なくありません。

しかし、ここで重要なのは、**「ビジネスの成功が、より多くの患者や医療機関に価値を提供することにつながる」という視点**を持つことです。持続可能なビジネスモデルを構築することで、より多くの人々に自分が思い描く医療サービスを届けることができるのです。

この意識転換のプロセスでは、**他の起業家との交流や、メンターからのアドバイス**が大きな助けとなります。また、経営学の基礎を学ぶことで、ビジネスの本質的な価値や役割について理解を深めることができます。

経営者としての意識を持つことで、より**戦略的な思考**ができるようになるでしょう。例えば、短期的な利益だけでなく、長期的な成長戦略を立てる能力や、リスクとリターンのバランスを考慮した意思決定を行う能力が身につきます。これらのスキルは、医療の世界でも十分に活用できるものであり、結果として、より効率的で質の高い医療サービスの提供につながる可能性もあります。

◆ ワークライフバランスの変化と対応
　　〜ワークインライフという考え方〜

①ワークライフバランス

医療者から経営者への転換に伴い、ワークライフバランスも大きく変化します。多くの医療者起業家が、起業後に予想以上の長時間労働や、ストレスの増加を経験します。

この問題に対処するためには、**効率的な時間管理**と、**適切な権限委譲**が重

要です。チームメンバーに権限を委譲し、信頼して任せることで、自分の時間をより多く割けるようになります。

また、定期的に自身の**健康状態をチェック**し、必要に応じて**休息**を取ることも大切です。起業家としての成功は、長期的な視点で見ることが重要であり、自身の健康を犠牲にしてまで短期的な成果を追い求めるのは避けるべきです。無理をして身体を壊さないようにしましょう。

ワークライフバランスの維持には、**明確な優先順位づけ**も重要です。最も重要なタスクに集中し、それ以外のことは可能な限り他の人に任せるか、後回しにすることで、仕事の効率を上げつつ、私生活の時間も確保できます。

さらに、**テクノロジーを活用**して、時間と場所の制約をできるだけ減らすことも効果的です。リモートワークやクラウドツールの活用により、オフィスにいなくても仕事を進められる環境を整えることで、より柔軟な働き方が可能になります。

②ワークインライフ

ここで私が提唱したいのが、「ワークインライフ」という考え方です。従来の「ワークライフバランス」が仕事と生活を分離して考えるのに対し、「ワークインライフ」は**仕事を生活の一部として統合的に捉え**ます。この考え方では、仕事は単なる収入源ではなく、自己実現や社会貢献の手段として位置づけられます。

医療者起業家にとって、この「ワークインライフ」の考え方は特に有効だと考えています。なぜなら、多くの医療者起業家の目標は、単に事業を成功させることだけでなく、医療の質を向上させ、患者の生活を改善することにあるからです。仕事と生活の境界線をあえて曖昧にすることで、より大きな目標に向かって全人的に取り組むことができるのです。

ただし、「ワークインライフ」を実践する際には、**自己管理能力**が重要になります。「いつでもどこでも」仕事ができるようになることで仕事と生活の境界が曖昧になり、オーバーワークに陥るリスクもあるからです。自分の限界を知り、適度に休息を取る習慣を身につけることが不可欠です。

◆ 臨床との両立：メリットとデメリット

多くの医療者起業家が直面するのが、臨床との両立の問題です。完全に臨床を離れてスタートアップに専念するか、それとも臨床と起業を両立させるか、この選択に悩む医療者は少なくありません。

①臨床と両立する

両立を選択した場合、継続的に最新の医療現場のニーズを把握できること、医療者としてのネットワークを維持できること、そして収入の安定性を確保できることなどがメリットです。また、臨床経験を継続することで、医療者としての専門性や技術を維持できるというメリットもあります。

一方、デメリットには、時間とエネルギーの配分が難しいこと、集中力が分散してしまうこと、そして両方の役割で100%のパフォーマンスを発揮するのが難しいことなどがあります。また、臨床と起業の両方に携わることで、心理的なストレスが増大するおそれもあります。

臨床との両立を選択する場合は、**明確な優先順位づけ**と、**効率的なスケジュール管理**が必須です。また、スタートアップチームのメンバーや、臨床現場の同僚に対して、自身の状況を明確に説明し、**理解と協力**を得ることも重要です。

②スタートアップに専念する

一方、臨床を離れてスタートアップに専念する場合は、医療者としてのアイデンティティの喪失感や、臨床スキルの維持に対する不安を感じることがあります。この場合、定期的に医療カンファレンスに参加したり、医療系の学会や研究会とのつながりを維持したりすることで、医療界とのコネクションを保つことができます。

③新しい両立の形

また、新たに付け加えたい視点として、デジタルヘルスの進展により、臨床と起業の両立の形が変わりつつあることが挙げられます。遠隔診療やAI診断支援ツールの普及により、**物理的な場所に縛られずに臨床に関わる**ことが可能になってきています。これにより、起業に多くの時間を割きながらも、オンラインで診療や医療相談を行い臨床に携わるといった新しい形の両立が

可能になりつつあります。

　また、**臨床経験をデータサイエンスや AI 開発に活かす**形での両立も増えています。例えば、日中は臨床に従事し、夜間や休日にはその経験を活かして AI アルゴリズムの開発や医療データの分析に取り組むといった形です。この方法では、臨床での直接的な患者ケアと、テクノロジーを通じたより広範囲の患者への貢献を両立させることができます。

　臨床との両立にはさまざまな形があり、それぞれにメリットとデメリットがあります（図2）。重要なのは、自身の**ゴールや価値観、ライフスタイル**に合わせて最適な形を選択し、必要に応じて柔軟に調整していくことです。また、テクノロジーの進展により、臨床と起業の両立の可能性が広がっていることを認識し、新しい機会を積極的に探索することも大切です。

　起業後の現実は、確かに厳しいものかもしれません。しかし、これらの困難を乗り越えることで、医療者起業家は大きく成長し、より大きなインパクトを社会に与えることができるようになるはずです。

両立のメリット	両立のデメリット
・継続的に最新の医療現場のニーズを把握できる ・医療者としてのネットワークを維持できる ・収入の安定性を確保できる ・医療者としての専門性や技術を維持できる	・時間とエネルギーの配分が難しい ・両方の役割で100%のパフォーマンスを発揮するのが難しい ・臨床と起業の両方に携わることによる心理的なストレスの増大

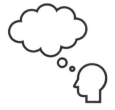

図2　臨床と起業を両立するか否か ～メリットとデメリット

（加藤浩晃）

6章 チームビルディングと採用戦略

　素晴らしいアイデアや技術を持っていても、それを実現し、成功に導くのは「人」です。本章では、ヘルスケアスタートアップにおけるチームビルディングと採用戦略について詳しく見ていきます（第2部「Q6」関連）。

◆ 共同創業者の見つけ方

　起業という長い挑戦を続けていく中で、自分に合った共同創業者を見つけることは非常に重要です。共同創業者は、自分と<u>ビジョンを共有し、互いに補完し合える存在</u>であるべきです。

　医療者が起業する場合、多くは技術面やビジネス面で補完してくれるパートナーを求めることになるでしょう。ある医師は、AIを用いた解析システムを開発するために起業しましたが、技術面での共同創業者を見つけるのに苦労したと言います。「医療の専門知識はあっても、AI技術については素人同然だった。最初は、自分のアイデアを技術的に実現できる人を見つけるのに苦心しました」と、その方は振り返ります。

　<u>共同創業者を見つける場</u>としては、以下のようなものが考えられます。
①ヘルスケアスタートアップのイベントやピッチコンテスト
②大学や研究機関のネットワーク
③オンラインコミュニティ（LinkedIn, GitHub など）
④インキュベーターやアクセラレータープログラム

　ただし、共同創業者を選ぶ際は慎重になる必要があります。ビジョンや価値観の共有、互いの強みと弱みの補完性、コミュニケーションスタイルの相性など、<u>多面的な観点から適合性を見極める</u>ことが重要です。
　またある医師起業家は、「最初は技術力だけを見て共同創業者を選びましたが、価値観の違いから半年で別れることになりました。その後に取締役メンバーを選ぶ際は、何度も深い議論を重ね、お互いの考え方や働き方の相性

を確認しました。その結果、現在は素晴らしいパートナーシップを築けています」と語っています。

さらに、<u>法的な側面</u>にも注意を払う必要があります。株式の配分、意思決定の方法、離脱時の取り決めなど、将来的な紛争を避けるために、早い段階で明確な合意の形成や株主間契約（創業者間契約）をしておくことが大切です。

◆ 医療者とエンジニアの協働促進

ヘルスケアスタートアップにおいて、医療者とエンジニアの協働は非常に重要なポイントです。しかし、両者の専門性や文化の違いから、<u>コミュニケーションの壁</u>が生じることも少なくありません。

ある医療者起業家は、アプリを開発する過程でエンジニアとの協働に苦心したそうです。その方は、「最初は互いの専門用語が通じず、アイデアを正確に伝えるのに苦労しました。エンジニアは技術的な可能性を追求したがり、私は医学的な正確性にこだわる。その溝を埋めるのに時間がかかりました」と、当時の苦労を話しています。

<u>医療者とエンジニアの協働を促進</u>するためには、以下のような取り組みが効果的です。
①共通言語の構築：互いの専門用語を学び合い、共通の理解基盤を作る。
②定期的なブレインストーミングセッション：自由な発想を促し、互いのアイデアを融合させる機会を設ける。
③プロトタイプの活用：アイデアを早い段階で形にし、具体的な議論ができるようにする。
④部門横断的なチーム編成：医療者とエンジニアが日常的に交流できる環境を作る。
⑤相互理解のためのワークショップ：互いの仕事の内容や課題を理解し合うセッションを定期的に開催する。

また、ある医師起業家は、「エンジニアに手術室を見学してもらったり、

逆に私がプログラミングの基礎を学んだりしました。お互いの世界を知ることで、コミュニケーションが格段に円滑になりました」と語っています。

加えて、医療者とエンジニアの間を橋渡しできる**「通訳者」的な役割を果たす人材**を置くことも効果的です。両方の言語を理解し、それぞれの視点を尊重しながら協働を促進できる人材がいれば、チームの生産性は大きく向上するでしょう。

◆ ヘルスケアスタートアップならではの採用戦略

ヘルスケアスタートアップの採用戦略は、一般的なスタートアップとは異なる側面があります。医療の専門性と、スタートアップの機動性を両立させる人材を見つけることが求められるからです。

採用にあたっては、以下のような点に注意を払う必要があります。
①医療への情熱：技術力やビジネススキルだけでなく、医療分野に対する強い関心と情熱を持っているか。
②規制環境への理解：医療分野特有の法規制や倫理的配慮について理解し、それに応じて行動できるか。
③学習能力：医療技術の進歩は速いため、常に新しい知識を吸収し、適応できる能力があるか。
④チーム協調性：多職種が協働する医療の特性を理解し、多様な背景を持つメンバーと協力して働けるか。
⑤起業家精神：不確実性の高い環境下で、自主的に問題解決に取り組む姿勢があるか。

ある医師起業家は、AIを用いた疾患診断支援システムの開発のために起業しましたが、採用に関してこう語っています。

「当初は高度な技術力だけを重視していましたが、すぐに方針を変えました。医療に対する情熱と、患者さんのために粘り強く努力する姿勢を持つ人材を優先的に採用するようにしたところ、チームの一体感が高まり、開発のスピードも上がりました」

採用のチャネルとしては、以下のようなものが考えられます。
①医療系の学会やカンファレンス
②医療×IT系のイベントやハッカソン
③医学部や工学部の研究室とのコネクション
④医療系のインキュベーターやアクセラレーター
⑤専門性の高い人材紹介会社

また、インターンシップやアルバイトの活用も効果的です。学生や若手医療者に短期間働いてもらうことで、互いの適性を見極めつつ、将来の採用につなげることができます（ 表1 ）。

◆ 組織文化の構築と人材育成

ヘルスケアスタートアップにおいても、組織文化の構築と人材育成は大変重要です。採用時と同様に、医療の専門性と、スタートアップの機動性を両立させる取り組みが求められます。

ある医師起業家は**組織文化の構築**に苦心したと言います。

「医療の世界の階層的な文化と、スタートアップのフラットな文化をどう融合させるか、試行錯誤の連続でした。結果的に、『患者中心』という価値観を軸に、オープンなコミュニケーションを重視する文化を作り上げました」

ヘルスケアスタートアップの組織文化において重要な要素には、以下の7つが挙げられます（ 表2 ）。
①患者中心主義：全ての意思決定において、患者の利益を最優先に考える。
②科学的厳密性：医療の専門性を尊重し、科学的なアプローチを重視する。
③機動性：多少の失敗は恐れず行動し、失敗の経験を生かして改善を繰り返す。
④イノベーション志向：常に新しいアイデアを歓迎し、挑戦を奨励する。
⑤透明性とオープンさ：情報共有を促進し、自由な意見交換を奨励する。
⑥倫理的行動：高い倫理観を持ち、社会的責任を果たすことを重視する。
⑦継続的学習：常に最新の医療知識と技術トレンドを学び続ける姿勢を大切にする。

これらの要素を組織に根づかせるためには、リーダーシップチームが率先して体現することが重要です。また、定期的なオールハンズミーティング（全社員が参加する会議・イベント）や、価値観を共有するワークショップなどを通じて、全社員に浸透させていく必要があります。

　人材育成においては、医療の専門性とビジネススキルの両方を伸ばすことが求められます。例えば、以下のような取り組みが効果的です。
①部門横断的な研修：医療者にはビジネス基礎を、エンジニアには医療基礎を学ぶ機会を提供する。
②メンタリングプログラム：経験豊富な社員が若手を指導する仕組みを作る。

表1　人材採用時の注意点と主な採用チャネル

採用時の注意点

1. 医療への情熱：技術力やビジネススキルだけでなく、医療分野に対する強い関心と情熱を持っているか
2. 規制環境への理解：医療分野特有の法規制や倫理的配慮について理解し、それに応じて行動できるか
3. 学習能力：医療技術の進歩は速いため、常に新しい知識を吸収し、適応できる能力があるか
4. チーム協調性：多職種が協働する医療の特性を理解し、多様な背景を持つメンバーと協力して働けるか
5. 起業家精神：不確実性の高い環境下で、自主的に問題解決に取り組む姿勢があるか

主な採用チャネル

1. 医療系の学会やカンファレンス
2. 医療×IT系のイベントやハッカソン
3. 医学部や工学部の研究室とのコネクション
4. 医療系のインキュベーターやアクセラレーター
5. 専門性の高い人材紹介会社

表2　ヘルスケアスタートアップの組織文化7原則

1. 患者中心主義：全ての意思決定において、患者の利益を最優先に考える
2. 科学的厳密性：医療の専門性を尊重し、科学的なアプローチを重視する
3. 機動性：多少の失敗は恐れず行動し、失敗の経験を生かして改善を繰り返す
4. イノベーション志向：常に新しいアイデアを歓迎し、挑戦を奨励する
5. 透明性とオープンさ：情報共有を促進し、自由な意見交換を奨励する
6. 倫理的行動：高い倫理観を持ち、社会的責任を果たすことを重視する
7. 継続的学習：常に最新の医療知識と技術トレンドを学び続ける姿勢を大切にする

③外部セミナーや学会への参加支援：最新の医療知識や技術トレンドを学ぶ機会を提供する。
④社内勉強会：社員が互いの専門知識を共有し合う場を定期的に設ける。
⑤OJT（On-the-Job Training）の充実：実際のプロジェクトを通じて、実践的なスキルを身につける機会を提供する。

　また、スタートアップの<u>**成長段階に応じて、人材育成の力点も変化させていく**</u>必要があります。初期段階では個々人の専門性を高めることに重点を置き、成長段階ではマネジメントスキルや戦略的思考力の育成にも力を入れるなど、組織の状況に応じて育成プログラムを考える必要があります。

　最後に、ヘルスケアスタートアップにおけるチームビルディングと人材育成は、単なる事業成功の手段ではなく、医療の質を向上させ、患者の生活を改善するという大きな目標に向けた取り組みでもあります。自身のビジョンを反映した組織文化を構築し、組織の成長に応じて人材を育成することは、より良い医療サービスを社会に提供し続けることにもつながります。

（加藤浩晃）

7章 資金調達の実際

　素晴らしいアイデアや技術をビジネスとして実現し、成長させるためには資金が必要です。本章では、ヘルスケアスタートアップにおける資金調達の実際について詳しく見ていきます（第2部「Q7」関連）。

◆ ヘルスケアスタートアップの資金調達の特徴

　ヘルスケアスタートアップの資金調達には、他の業界のスタートアップとは異なる特徴があります。これらの特徴を理解して対応することが資金調達成功の鍵です。

　まず、医療機器開発系のヘルスケアスタートアップの場合の最大の特徴は、**開発期間が長く、収益化までに時間がかかる**点です。特に、医療機器や新薬の開発を行う場合、臨床試験や規制当局の承認プロセス、薬機法などの規制に適合する必要があり、多大な時間とコストがかかります。例えば、治療用アプリやAI医療機器の開発から承認までには約5年、10億円程度を要します。このような特性から、医療機器開発系のヘルスケアスタートアップは他の業界に比べて大規模な資金調達が必要となる傾向があります。起業家としては、承認や規制対応に必要なコストや時間も考慮に入れて資金調達を考えることが重要です。また、投資家側も長期的な視点での投資判断が求められます。

　次に、ヘルスケアスタートアップの多くは、**高度な専門知識や技術**を扱うため、一般の投資家にとっては理解が難しい面があります。そのため、医療分野に精通した専門的な投資家や、医療系のベンチャーキャピタル（VC）からの資金調達が重要となります。

　また、人々の健康や生命に直接関わるサービスや製品を提供するヘルスケアスタートアップは社会的インパクトが大きいため、純粋な経済的リターンだけでなく、**社会的価値も重視**されるという特徴もあります。

これらの特徴を踏まえ、ヘルスケアスタートアップが資金調達戦略を立てる際は、以下の点に注意を払う必要があります。
①長期的な資金計画の立案：開発から収益化までの長期間をカバーする資金計画を立てる。
②規制対応の計画：規制対応に必要なコストと時間を明確に示し、投資家の理解を得る。
③専門的な投資家の開拓：医療分野に精通した投資家やVCとのネットワーク構築に努める。
④社会的インパクトの明確化：経済的リターンだけでなく、社会的価値も明確に示す。
⑤段階的な資金調達：開発の進捗に合わせて段階的に資金を調達し、リスクを分散させる。

◆ シード期からシリーズAまでの調達プロセス

一般に、スタートアップが投資家から資金調達を行う際にはシード・シリーズA・シリーズB・シリーズC・シリーズDと段階を踏んで調達を重ねていきます。ここでは立ち上げ期に相当するシードからシリーズAの資金調達について触れます。

ヘルスケアスタートアップの初期の資金調達プロセスは、一般的に以下のような段階を経ます。
①シード期（アイデア段階）
②プレシリーズA（プロトタイプ開発段階）
③シリーズA（初期の商用化段階）

各段階での資金調達の特徴と注意点を見ていきましょう（ 表1 ）。
①**シード期**
シード期の資金調達は、主に創業者の自己資金、家族や友人からの出資、エンジェル投資家からの調達が中心となります。もちろんシード投資を専門としているVCも存在します。

この段階では、**アイデアの実現可能性**を示すことが重要です。シード期の資金調達額は通常、数百万円から数千万円程度です。この資金を用いて、**アイデアの検証やプロトタイプの開発**を行います。

②プレシリーズA

プレシリーズA段階では、**プロトタイプの開発や初期の実証実験を行うための資金**を調達します。この段階では、エンジェル投資家やシード〜プレAに特化したVCからの調達が中心となります。調達額は通常、数千万円から数億円程度です。この段階で重要なのは、プロトタイプの有効性や市場ニーズの検証結果を示すことです。

③シリーズA

シリーズA段階では、**本格的な商用化や事業拡大のための資金**を調達します。この段階では、VCからの大型の資金調達が中心となります。調達額は通常、数億円から数十億円規模になるものまであります。シリーズAの資金調達では、**ビジネスモデルの実現可能性**と、**スケールアップの戦略**を明確に示すことが求められます。また、初期の売上実績や顧客からのフィードバックなども投資家にとって重要な判断材料となります。

表1 ヘルスケアスタートアップの初期の資金調達プロセス：特徴と注意点

ステージ	主な出資者	一般的な調達額	資金の用途	注意点
シード期（アイデア段階）	創業者、家族や友人、エンジェル投資家、シード専門VC	数百万〜数千万円	アイデアの検証やプロトタイプの開発	アイデアの実現可能性を示すことが重要
プレシリーズA（プロトタイプ開発段階）	エンジェル投資家、シード〜プレAに特化したVC	数千万〜数億円	プロトタイプの開発や初期の実証実験	プロトタイプの有効性や市場ニーズの検証結果を示す
シリーズA（初期の商用化段階）	VC	数億〜数十億円	本格的な商用化や事業拡大	ビジネスモデルの実現可能性と、スケールアップの戦略を明確に示す

各段階で共通して重要なのは、**次のステージに進むための明確なマイルストーン**を設定し、それに向けた進捗を示すことです。また、医療機器開発系のヘルスケアスタートアップの場合、技術的な進捗だけでなく、規制対応の進捗状況を示すことも必要です。

◆ ピッチデッキの作り方と投資家とのコミュニケーション

　資金調達の成否を左右する重要な要素の一つが、**ピッチデッキ（投資家向けプレゼンテーション資料）** の質と、**投資家とのコミュニケーション**能力です。ヘルスケアスタートアップの場合、高度に専門的な内容を、非専門家の投資家にも理解できるように説明することが求められます。

①**ピッチデッキの作成**

　ピッチデッキの作成にあたっては、まず解決しようとしている医療課題を具体的に示すことから始めましょう。これにより、投資家に自社の存在意義を明確に伝えることができます。次に、自社のソリューションについて説明する際は、技術的な詳細よりも、どのような価値を提供するかを中心に説明することが重要です。

　市場規模の提示も欠かせません。**TAM（Total Addressable Market**：ある事業が獲得できる可能性のある全体の市場規模）、**SAM（Serviceable Available Market**：ある事業が獲得しうる最大の市場規模）、**SOM（Serviceable Obtainable Market**：ある事業が実際にアプローチできる顧客の市場規模）を明確に示すことで、事業の成長ポテンシャルを投資家に理解してもらうことができます。また、ビジネスモデルの説明では、収益化の仕組みをわかりやすく説明します。

　競合分析も重要な要素です。既存の解決策との差別化ポイントを明確に示すことで、自社の独自性をアピールしましょう。チーム紹介では、医療とビジネスの両面での強みを示すことが大切です。さらに、開発、規制対応、事業展開のスケジュールを示したロードマップや、調達する資金の使途と次の資金調達までのマイルストーンを示した資金計画も、投資家の理解を得るために重要な要素です（ 表2 ）。

表2 ピッチデッキの一般的な構成

内容	ポイント
1. タイトルスライド（会社名、ロゴ）	第一印象が重要。シンプルで印象的に
2. 問題提起（解決すべき課題）	なぜこのビジネスが必要なのかを明確に
3. ソリューション（提案する解決策）	問題に対する革新的な解決策を簡潔に
4. 市場規模・機会	ビジネスの潜在的な大きさを数字で示す
5. 製品・サービス詳細	具体的な機能や特徴をわかりやすく
6. ビジネスモデル	どのように収益を生み出すかを明確に
7. 競合分析・差別化要因	他社との違いを明確に。独自性をアピール
8. トラクション（実績、主要指標）	これまでの成果で信頼性を示す
9. マーケティング・販売戦略	どのように顧客を獲得し、拡大するかを説明
10. チーム紹介	なぜこのチームが成功できるかを示す
11. 財務計画・資金調達	将来の成長予測と必要資金を明確に
12. ビジョン・今後の展望	大きな夢と社会的インパクトを印象づける

②投資家とのコミュニケーション

　投資家とのコミュニケーションにおいては、専門用語の使用を最小限に抑え、**わかりやすい言葉**で説明することが肝要です。また、**投資家の関心事**、つまり経済的リターンにつながる成長性や、社会に与えるインパクトに焦点を当てて説明することも大切です。市場規模、収益性、Exit戦略（上場、事業売却など）などについて、具体的かつ明確に説明できるよう準備しておきましょう。

　質問に対しては誠実に回答し、わからないことは素直に認める姿勢が重要です。また、投資家からのフィードバックは貴重な情報源です。これを真摯に受け止め、自社の戦略や事業計画の改善に活かすことが大切です。

　さらに、定期的なアップデートを行い、信頼関係を構築することも忘れてはいけません。資金調達は一度きりの交渉ではなく、長期的な関係構築の始

まりだと考えるべきです。定期的に事業の進捗状況を報告し、課題や成果を共有することで、投資家との信頼関係を深めていくことができます。

◆ ヘルスケアスタートアップの資金調達戦略：
　　VCの特性理解と効果的な付き合い方

　ヘルスケアスタートアップの資金調達において、医療系VC、一般VC、そして事業会社系VCはそれぞれ異なる特徴と役割を持っています。これらの違いを理解したうえで付き合うことが重要です。

①**特徴と役割**

　<u>医療系VC</u>は、医療分野に関する深い知識と経験を持っているのが特徴です。彼らは長期的な視点での投資判断を行う傾向があり、規制対応や臨床試験のプロセスについても深く理解しています。日本ではBeyond Next Venturesやキャピタルメディカ・ベンチャーズなどが代表的です。また、医療機関や製薬会社とのネットワークを持っていることも多く、これらのネットワークを活用して事業を加速させることができる可能性があります。さらに、医療系VCは社会的インパクトも重視する傾向があるため、経済的リターンだけでなく、医療への貢献度も評価の対象となります。

　一方、<u>一般VC</u>は幅広い業界への投資経験があることが特徴です。彼らはスケーラビリティ（事業の拡大可能性）やExit戦略を重視し、比較的短期間での成長を期待する傾向があります。一般VCは大規模な資金調達に対応できる場合が多いため、急速な成長を目指す場合には有力な選択肢となります。

　さらに、近年注目を集めているのが<u>事業会社系VC（コーポレート・ベンチャーキャピタル）</u>です。これは大手企業が設立したベンチャーキャピタルで、親会社の事業領域と関連する分野に投資を行います。事業会社系VCから投資を受けることの大きな特徴は、将来的なM&A（買収）によるExitの可能性が高まることです。つまり、投資を受けた事業会社による買収が、スタートアップのExit戦略の一つとなり得るのです。

　事業会社系VCや事業会社からの直接投資には、他にもいくつかのメリットがあります。まず、その企業の持つ技術やリソース、市場へのアクセスを

活用できる可能性があります。また、業界内での信頼性や認知度の向上にもつながります。ただし、他の事業会社との協業が制限される可能性もあるため、慎重に検討する必要があります。

②コミュニケーションのポイント

　医療系VCと付き合う際には、医療分野の専門知識を活かした詳細な説明を行うことが重要です。長期的な開発計画と、それに伴うマイルストーンを明確に示し、規制対応の進捗状況を定期的に報告することも大切です。また、医療機関や学会とのネットワーク構築についても相談し、アドバイスを求めることができます。社会的インパクトについても積極的にアピールし、自社の事業が医療にどのような貢献をもたらすかを具体的に説明することが効果的です。

　一般VCと付き合う際には、医療分野の基本的な知識から丁寧に説明することが重要です。専門用語を避け、わかりやすい言葉で説明することを心がけましょう。市場規模とスケーラビリティを強調し、短期的な成果指標と長期的なビジョンのバランスを示すことも大切です。技術的なイノベーションポイントをわかりやすく説明し、それがどのように競争優位性につながるかを明確に示すことが求められます。また、Exit戦略についても具体的に示すことが重要です。

　事業会社系VCや事業会社と付き合う際には、自社の技術や事業が相手企業の戦略にどのようにフィットするかを明確に示すことが重要です。将来的なM&Aの可能性を視野に入れつつも、短期的には協業によるシナジー効果について具体的な提案ができるとよいでしょう。ただし、特定の事業会社に過度に依存することのリスクも認識し、バランスの取れた戦略を立てることが重要です。

　どのタイプのVCや投資家と付き合う場合でも、**透明性の高いコミュニケーション**を心がけることが重要です。定期的な進捗報告や、課題が発生した際の迅速な情報共有など、信頼関係を築くための努力を惜しまないことが、長期的な成功につながります。

　ヘルスケアスタートアップの資金調達は、単なる資金集めではなく、**事業**

表3 VCの特徴

	医療系VC	一般VC	事業会社系VC
特徴・投資傾向	・医療分野に関する深い知識と経験を持つ ・長期的な視点での投資判断を行う傾向	・幅広い業界へ投資 ・大規模な投資が可能	・親会社の事業領域と関連する分野に投資 ・将来的なM&A（買収）によるExitの可能性が高まる
重視される点	・経済的リターンだけでなく、医療への貢献度も評価対象	・事業の拡大可能性やExit戦略を重視 ・比較的短期間での成長を期待する傾向	・親会社の事業とのシナジー
コミュニケーションのポイント	・医療分野の専門知識を活かした詳細な説明を行う ・規制対応の定期的な報告 ・社会的インパクトも積極的にアピールする	・医療分野の基本的な知識を丁寧に説明 ・市場規模とスケーラビリティを強調 ・Exit戦略を具体的に示す	・自社の技術や事業が相手企業の戦略にどのようにフィットするか明確に示す ・将来的なM&Aの可能性を視野に入れつつ、短期的には協業によるシナジーを提案

<u>の成長を加速させるパートナー</u>を見つける過程でもあります。それぞれのVCや投資家の特性を理解し、自社の強みやカルチャーと合致する相手を選ぶことで、より効果的な資金調達と事業成長を実現することができるでしょう（**表3**）。

◆ 政府の支援プログラムの活用（ヘルステック・チャレンジなど）

ヘルスケアスタートアップにとって、政府の支援プログラムは重要な資金源の一つです。特に、初期段階のスタートアップにとっては、これらのプログラムが貴重な資金調達の機会となることがあります。

日本では、経済産業省や厚生労働省、内閣府などがさまざまな支援プログラムを展開しています。例えば、私がアドバイザーをさせてもらっている経済産業省の「<u>Healthcare Innovation Hub</u>」や厚生労働省が行う「<u>MEDISO</u>」などは、医療機器やデジタルヘルス製品の開発を支援するプログラムです。このプログラムでは、資金面での相談や支援だけでなく、規制対応のサポー

トなども提供されます。

　また、国立研究開発法人日本医療研究開発機構（**AMED**）も、医療分野の研究開発を支援するさまざまなプロジェクトを提供しています。これらのプロジェクトは、基礎研究から実用化までの幅広いステージをカバーしており、医療機器開発系のヘルスケアスタートアップにとって重要な資金源となっています。

　これらの支援プロジェクトを活用する際は、各プロジェクトの目的や要件を十分に理解し、自社の事業内容や開発段階に合ったプロジェクトを選択しましょう。また、申請書類の作成には十分な時間と労力をかけ、自社の技術や事業の革新性、社会的インパクトを明確に示すことが求められます。

◆ インパクト投資の活用

①インパクト投資とは

　ヘルスケアスタートアップにとって、インパクト投資は重要な資金調達の選択肢の一つとなっています。**インパクト投資**とは、経済的リターンと並んで、社会的・環境的インパクトも追求する投資手法です。

　医療分野は、その性質上、社会的インパクトが大きいため、インパクト投資の対象として注目されています。特に、医療アクセスの改善、予防医療の推進、希少疾患の治療法開発などの分野で活動するスタートアップは、インパクト投資家から高い関心を集めています。医療・ヘルスケア領域にインパクト投資を行っているファンドとしては、やまと社会インパクトファンドなどがあります。

②インパクト投資活用時のポイント

　インパクト投資を活用する際は、**経済的リターンと社会的インパクトの両方を示す**ことが重要です。具体的には、自社の事業が解決する社会課題の規模や重要性、期待される社会的成果（アウトカム）とその測定方法、そしてそれらの社会的成果が持続可能でスケーラブルであることを示す必要があります。

　同時に、**事業としての収益性や成長性も示す**ことが求められます。インパ

クト投資家は、社会的価値と経済的価値の両立を重視するため、ビジネスモデルの持続可能性や将来の収益見通しについても詳細な説明が必要です。

インパクト投資家との<u>コミュニケーション</u>においては、定量的な指標だけでなく、定性的な価値についても丁寧に説明することが<u>重要</u>です。例えば、患者のQOL（生活の質）の向上や、医療システムの効率化などの価値を、具体的な事例や数値を交えて説明することが効果的です。

また、インパクト投資家は5〜10年程度という長期的な視点で投資を行う傾向があるため、短期的な成果だけでなく、<u>**中長期的なビジョンや戦略**</u>についても明確に示すことが求められます。

以上、資金調達について説明しましたが、資金調達は決して容易なプロセスではありません。

資金調達の過程で直面する困難や挫折に落胆することがあるかもしれませんが、投資家からの指摘はもっともな内容であることも多く、こうした指摘や経験は全て、<u>**より強い起業家になるためには必要なプロセス**</u>だといえます。入念な準備と戦略、そして粘り強い交渉を重ねることで、必ず道は開けるはずです。

資金調達は、単なる資金の獲得以上の意味を持っています。それは、自社の価値を外部の目で評価してもらう機会であり、事業計画を磨き上げるプロセスでもあります。投資家とのディスカッションを通じて得られる洞察や助言は、事業の方向性を再考し、戦略を洗練させる貴重な機会となります。

最後にしっかり覚えておいてもらいたいのは、資金調達の成功が事業の成功を保証するものではないということです。<u>**調達した資金を効果的に活用し、事業を成長させていくことが、起業家にとって真の挑戦**</u>です。常に患者や医療現場のニーズに耳を傾け、自社だからこそできるソリューションの提供に尽力し続けていかなければいけないということを忘れないでください。

（加藤浩晃）

8章 失敗から学ぶ
ヘルスケアスタートアップの落とし穴

　医療の世界から起業の道に踏み出した多くの医療者起業家がさまざまな困難に直面し、時には挫折を経験します。しかし、これらの失敗は貴重な学びの機会でもあります。本章では、ヘルスケアスタートアップが陥りやすい落とし穴と、そこから得られる教訓について詳しく見ていきます（第2部「Q8」関連）。

◆ 規制対応の遅れによる事業停滞

　医療機器開発系のヘルスケアスタートアップにとって、規制対応は避けて通れない重要な課題です。特に、医薬品や医療機器の開発を行う場合、**薬機法**などの厳格な規制に適合する必要があります。しかし、多くのスタートアップがこの規制対応の重要性を過小評価し、結果として事業の大幅な遅延や、最悪の場合、事業の停止を余儀なくされることがあります。

　規制対応の遅れによる事業停滞の典型的なパターンには、以下のようなものが挙げられます。まず、製品開発の初期段階から規制要件を十分に考慮せずに開発を進めてしまい、後になって大幅な設計変更が必要になるケースがあります。これは、開発の手戻りによる時間とコストの無駄につながります。

　また、**臨床試験の計画**が不十分で、規制当局の承認を得られずに試験開始が遅れるケースも少なくありません。臨床試験は医療機器や医薬品の承認において極めて重要なステップですが、その計画と実施には高度な専門知識と経験が必要です。多くのスタートアップが、この点を軽視してしまい、結果として承認プロセス全体が大幅に遅れることになります。

　さらに、**品質管理システムの構築**が不十分なまま製品化を急ぐケースもあります。医療機器や医薬品の製造には、**GMP（Good Manufacturing Practice）**などの厳格な品質管理基準への適合が求められます。これらの基準を満たすシステムの構築には時間とコストがかかりますが、これを軽視すると後々大きな問題となる可能性があります。

こうした問題を回避するためには、開発の初期段階から規制要件を十分に理解し、それを考慮した開発計画を立てることが重要です。必要に応じて、規制対応の専門家やコンサルタントの助言を求めることも有効です。また、規制当局と早期からコミュニケーションをとることも重要です。例えば、PMDAの薬事戦略相談を活用することで、開発計画の妥当性や必要な非臨床・臨床試験の範囲について、早い段階で当局の見解を得ることができます。

　規制対応を単なるコストではなく、**製品の品質と安全性を担保し、顧客からの信頼を獲得するための重要な投資**と捉える視点も必要です。適切な規制対応は、長期的には競争優位性にもつながります。

◆ 規制対応の重要性（SaMDの開発・事業化における注意点など）

　近年、治療用アプリなどの**ソフトウェア医療機器（Software as a Medical Device：SaMD）** の開発が急速に増加しています。SaMDの開発・事業化においては、従来の医療機器とは異なる規制上の注意点があります。

　まず、SaMDの開発では、ソフトウェアのライフサイクル管理が極めて重要です。頻繁なアップデートが想定されるSaMDでは、各バージョンの管理や変更履歴の追跡、品質管理システムの構築が求められます。

　また、サイバーセキュリティの確保も重要です。患者データの保護や、外部からの不正アクセス防止など、高度なセキュリティ対策が求められます。

　さらに、AIを用いたSaMDの場合、AIモデルの学習データの管理や、アルゴリズムの説明可能性の確保など、従来の医療機器にはなかった対応が求められます。

　SaMDの承認申請においては、従来の医療機器とは異なる評価基準が適用される場合があります。例えば、ソフトウェアの性能評価方法や、臨床的有効性の証明方法などが異なる可能性があります。

　こうした課題に対応するためには、開発の早期段階から規制当局との対話を始め、要求事項を明確に理解することが重要です。また、ソフトウェア開発の専門家、医療機器規制の専門家との緊密な連携も不可欠です。

　SaMDの規制環境は急速に変化しているため、最新の規制動向を把握し、

それに適応できるような開発・事業化戦略を立てることが求められます。

◆ スケールアップの失敗事例

　ヘルスケアスタートアップにとって、初期の成功を大規模な事業へとスケールアップすることは大きな挑戦です。多くのスタートアップが、この段階でさまざまな困難に直面し、失敗を経験します（図1）。

　スケールアップに失敗する典型的なパターンとしては、まず、**急速な成長**に組織が追いつかないケースが挙げられます。初期段階では少人数で機動的に動けていた組織が、急激な拡大によって意思決定のスピードが遅くなったり、部門間のコミュニケーションが滞ったりすることがあります。これは、サービスの質の低下や、顧客満足度の低下につながるおそれがあります。

　また、**資金調達のタイミング**を誤り、成長に必要な資金が不足するケースも少なくありません。スケールアップには多額の資金が必要ですが、調達のタイミングや金額を誤ると、成長の機会を逃したり、最悪の場合、資金ショートに陥ったりする可能性があります。

　さらに、市場のニーズを見誤って過剰な**設備投資**を行い、結果として収益性が悪化するケースもあります。医療機器の製造などでは、生産能力の拡大に大規模な設備投資が必要になることがありますが、市場の成長速度を過大評価すると、稼働率の低い高額設備を抱えることになりかねません。

　これらの問題を回避するためには、まず、**段階的なスケールアップ戦略**を立てることが重要です。急激な拡大ではなく、市場の反応を見ながら段階的に規模を拡大していくアプローチが有効です。また、組織の拡大に合わせた管理体制やコミュニケーション体制を構築することも重要です。

　資金調達に関しては、前述のように、**長期的な資金計画**を立て、成長のフェーズに合わせて適切なタイミングで資金を調達する戦略が必要です。また、固定費を抑え、可能な限り変動費化することで、市場の変化に柔軟に対応できる体制を整えることも考えるべきでしょう。

　市場ニーズの把握に関しては、**継続的な市場調査**と**顧客フィードバックの収集**が欠かせません。特に医療分野では、医療機関や患者のニーズが刻々と

変化する可能性があるため、常に最新の情報を収集し、それに基づいて戦略を適宜調整していく必要があります。

◆ 医療者が陥りやすい経営の罠と対策

医療の専門家として豊富な知識と経験を持つ医療者が起業家として成功するためには、いくつかの罠を避ける必要があります。これらの罠は、医療者特有の思考パターンや価値観に起因することが多く、意識的に対策を講じない限り、容易に陥ってしまう可能性があります。

①技術や製品の優秀さ

まず、最も典型的な罠は、技術や製品の優秀さだけで事業が成功すると考えてしまうことです。医療の世界では、科学的な正確さや技術的な優秀さが何よりも重視されますが、ビジネスの世界ではそれだけでは不十分です。優れた技術や製品があっても、適切なマーケティング戦略やビジネスモデルがなければ、事業として成功することは難しいのです。

この罠を避けるためには、技術開発と並行して、**マーケティングやビジネス戦略の構築**にも十分なリソースを割く必要があります。ビジネスの専門家を経営チームに迎え入れることも有効な対策となります。

②過度な完璧主義

次に、医療者が陥りやすい罠として、過度な完璧主義が挙げられます。

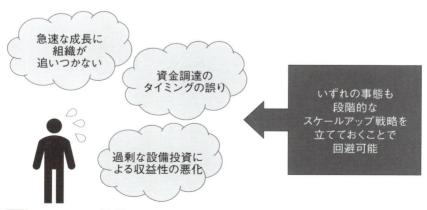

図1 スケールアップ失敗のよくある原因

8章 失敗から学ぶ：ヘルスケアスタートアップの落とし穴

医療の世界では、わずかなミスが生命に関わる結果をもたらす可能性があるため、完璧を求める姿勢は当然のものです。しかし、スタートアップの世界では、完璧を求めるあまり市場投入のタイミングを逃してしまうことは大きなリスクです。
　この罠を避けるためには、「完璧な製品」ではなく、「第1部2章 ヘルスケアスタートアップの事業構想」の項目で触れた「<u>実用最小限の製品（Minimum Viable Product：MVP）</u>」の考え方を取り入れることが重要です。市場の反応を見ながら製品を改善していく反復的なアプローチを採用することで、過度な完璧主義に陥ることを避けられます。

③専門分野への偏重

　また、医療者は往々にして、自身の専門分野に偏重してしまう傾向があります。これは、幅広い視野で事業を捉えることを困難にし、結果として事業機会を逃したり、リスクを見逃したりする可能性があります。
　この罠を避けるためには、**積極的に他分野の知識を吸収**する姿勢とその機会を持つことが重要です。経営、財務、マーケティングなどのビジネススキルを学ぶことはもちろん、異なる専門分野の医療者や、IT、デザインなどの異業種の専門家との交流も有効です。こうすることで視野の偏りや死角を減らし、よりバランスの取れた経営判断・事業運営が可能になります。

④医療者としての倫理観

　さらに、医療者は患者の利益を最優先する倫理観を持っていますが、これが時として経営判断を難しくする場合があります。例えば、収益性の低い製品やサービスであっても、患者にとって有益だからという理由で継続してしまうケースなどが挙げられます。
　この罠を避けるためには、「<u>事業の持続可能性こそが、長期的に患者の利益につながる</u>」という視点を持つことが重要です。収益性と社会的価値のバランスを取りながら、持続可能な事業モデルを構築することが、結果的により多くの患者に貢献することになると意識しましょう。

◆ 失敗からの学びと再起の方法

　スタートアップの世界では、失敗は珍しいことではありません。むしろ、失敗を経験し、そこから学び、再起を果たすことこそが、真の起業家として

の成長につながるといえます。ヘルスケアスタートアップにおいても、失敗は貴重な学習の機会として捉えるべきです。

　失敗からの学びを最大化するためには、まず、失敗の<u>原因を冷静かつ客観的に分析</u>することが重要です。感情的になったり、他者や環境のせいにしたりするのではなく、自らの判断や行動を含めて、何が失敗につながったのかを丁寧に検証する必要があります。この過程で、外部の専門家やメンターの意見を求めることも有効です。

　次に、失敗から得られた教訓を<u>具体的な行動計画</u>に落とし込むことが重要です。「次は失敗しないようにする」という漠然とした決意ではなく、「どのように行動を変えるか」「どのようなシステムを導入するか」といった具体的な計画を立てることが、次に生きる学びになります。

　再起のためには、まず<u>心理的な回復</u>が重要です。失敗による挫折感や自信の喪失は、次のチャレンジへの障害となります。ここでは、同様に失敗を経験し、再起を果たした先輩起業家の体験談に触れることが役立ちます。彼らの経験から、失敗は成功への通過点に過ぎないことを学び、勇気づけられるでしょう。本当に困ったときには、私に連絡していただけたらと思います。

　また、失敗によって<u>失った信頼を回復</u>することも重要です。投資家、取引先、従業員など、ステークホルダーとの関係を修復し、再び信頼を得るためには、誠実なコミュニケーションと、着実な行動が必要です。失敗の原因と、それを踏まえた今後の計画について、明確に、具体的に説明します。

　さらに、必要に応じて<u>ビジネスモデルや戦略の見直し</u>を行うことも重要です。失敗の経験を踏まえて、より実現可能性の高い、持続可能なビジネスモデルを構築することが、再起の鍵となります。

　失敗は決して恥ずべきことではありません。諦めない限り、失敗は成功のための過程の一つです。失敗を恐れず、そこから学び、成長する勇気を持ってもらいたいです。そして、その経験を活かして、医療の未来を切り開いていってください。この姿勢こそが、ビジネスで求められる粘り強い挑戦の姿勢であり、よりよい医療の実現にもつながるものだと考えています。

　　　　　　　　　　　　　　　　　　　　　　　　　　　　（加藤浩晃）

9章　ビジョンの描き方と実現への道筋

　明確なビジョンを持ち、それを実現するための道筋を描くことは、事業を継続・拡大するために不可欠です。本章では、ビジョンの描き方と、その実現に向けた戦略について詳しく見ていきます（第2部「Q9」参照）。

◆ 起業の動機をビジョンに落とし込む

　起業の道のりは、多くの場合、**心の奥底にある強い思い**から始まります。医療の世界では、「こうあればいいのに」「医療をこのようによくしたい」「患者さんの○○を改善したい」といった切実な願いが、革新的なスタートアップを生み出す原動力になります。これらの思いは、単なる一時的な感情ではなく、あなたの**事業ビジョンの核**となる重要な要素です。

　ビジョンを描く過程で最も重要なのは、自身が**事業を通じてどのような世界を創りたいのか**を明確にすることです。例えば、「すべての人が質の高い医療を受けられる社会」や「患者と医療者がシームレスにつながる医療システム」など、具体的かつ魅力的な未来像を描くことが大切です。この未来像は、困難に直面したときの支えともなります。

　しかし、ビジョンの構築は一人で行うものではありません。共同創業者、メンター、そして家族など、あなたの身近な人々と対話することで、自身の事業の本質的な価値を言語化する過程が促進されます。**他者との対話**は、自分では気づかなかった視点を得たり、自身の思いをより明確に表現する機会となります。

　特に重要なのは、ビジョンを**平易な言葉・表現に落とし込む**ことです。専門用語や難解な表現を避け、理解しやすい言葉で表現することで、より多くの人々の共感を得ることができます。例えば、「AI技術を用いた画像診断支援システムの開発」という表現よりも、「誰もが安心して正確な診断を受けられる世界の実現」というように、技術そのものではなく、その**技術がもたらす価値や変化に焦点を当てた表現**が効果的です。ビジョンは、投資家や顧客、そして将来の従業員たちを惹きつける強力な磁石となります。言語化の

作業は、時間をかけて丁寧に行っていくことが大切です。

また、ビジョンは固定的なものではなく、**事業の進展や社会の変化に応じて進化していく**ものだということを忘れないでください。定期的にビジョンを見直し、必要に応じて再定義することで、時代のニーズに即したビジョンを維持できます。あなたの情熱と専門知識を結集し、医療の未来を変える力強いビジョンを描いてほしいと思っています。

◆ 短期・中期・長期のゴール設定

スタートアップを成功させるには、ビジョンに基づいた短期・中期・長期のゴールを適切に設定し、それに向かって着実に歩みを進めることが重要です。これらのゴールは、互いに整合性を持ち、段階的に達成していくことで最終的なビジョンの実現につながるものでなければなりません。

①**短期ゴールの設定**

短期ゴールは通常、**1年以内**に達成すべき目標を指します。ヘルスケアスタートアップの場合、短期ゴールとしてはプロトタイプの完成、初期の臨床試験の開始、規制当局との初期相談の実施、シード資金の調達完了などが考えられます。これらの短期ゴールは、**具体的で測定可能**なものである必要があります。例えば、「6ヶ月以内にプロトタイプを完成させ、10名の患者での初期試用を行う」といった具合です。

短期ゴールを設定する際は、現在のリソースと制約を十分に考慮に入れる必要があります。野心的すぎるゴールは、チームの士気を低下させるおそれがある一方で、あまりに容易なゴールでは、成長の機会を逃してしまうおそれがあります。**適度なチャレンジ**を含むゴールを設定しましょう。

②**中期ゴールの設定**

中期ゴールは、通常**3〜5年程度**の期間で達成すべき目標を指します。中期ゴールとしては製品の薬事承認取得、初期の売上達成、主要な医療機関との提携、シリーズA・Bの資金調達完了といったものがあります。中期ゴールは短期ゴールの延長線上にあり、それらを積み重ねることで達成されるものとして設定します。

中期ゴールを設定する際は、市場動向や技術の進歩、規制環境の変化など

の**外部要因**も考慮に入れる必要があります。また、自社の成長に伴う組織の変化や、必要となる新たなリソースについても検討しておくべきです。

③**長期ゴールの設定**

長期ゴールは、**5〜10年、あるいはそれ以上の期間**で達成を目指す大きな目標を指します。これは多くの場合、**スタートアップのビジョンそのものに直結**するものです。長期ゴールとしては、「特定の疾患の治療法を根本的に変革する」「医療アクセスの格差を解消する」「健康寿命を大幅に延ばす」といったものが考えられます。

長期ゴールは、組織の方向性を示し、全てのステークホルダーに対して企業の存在意義を伝えるものです。そのため、単なる数値目標ではなく、社会に与えるインパクトや、実現したい医療の未来像を含むものであるべきです。

短期・中期・長期のゴールを設定する際は、それぞれが整合性を持ち、段階的に達成可能なものになっているかを確認します。また、外部環境の変化や、自社の成長に応じて、**適宜ゴールの見直しと調整**を行うことも重要です。

ゴールの設定と並行して、それらを達成するための**具体的な戦略とアクションプラン**を立てることも忘れてはいけません。各ゴールに対して、「いつまでに」「誰が」「何を」「どのように」行うのかを明確にしておくことで、組織全体でゴールの達成に向けて取り組むことができます。

◆ 社会的インパクトの測定と発信

ヘルスケアスタートアップにとって、社会的インパクトの創出はビジョンと大きく関わる事業の本質的な部分です。単なる経済的価値だけでなく、いかに社会に貢献し、人々の健康と幸福に寄与できるかが問われます。そのため、社会的インパクトを測定可能な形で定義して指標を設け、測定し、効果的に発信することは非常に重要です。

①**測定**

社会的インパクトの測定には、定量的指標と定性的指標の両方を用いることが有効です。**定量的指標**としては、例えば「治療を受けた患者数」「医療費の削減額」「健康寿命の延伸年数」などが考えられます。一方、**定性的指**

標としては、「患者のQOL（生活の質）の向上」「医療従事者の労働環境の改善」「医療アクセスの向上」などが挙げられます。

　これらの指標を設定する際は、自社の事業内容や目指すべきビジョンに基づいて、最も適切なものを選択します。また、**測定可能**で、かつ**継続的にモニタリングできる指標**を選ぶことが重要です。

　社会的インパクトの測定においては、**第三者機関による評価や認証**を受けることも有効です。例えば、SDGs（持続可能な開発目標）への貢献度評価やB Corp認証などがあります。これらの客観的な評価は、自社の社会的価値を対外的に示す強力なツールとなります。

②**発信**

　測定した社会的インパクトを効果的に発信することも、ヘルスケアスタートアップにとって重要な取り組みです。発信の方法としては、自社のウェブサイトやソーシャルメディアを活用したり、年次報告書やインパクトレポートを発行したりするなどが考えられます。また、医学会や業界イベントでの発表、メディアへの積極的な情報提供なども有効な手段です。

　社会的インパクトを発信する際は、単なる数字の羅列ではなく、**具体的なストーリーや事例**を交えて伝えることが重要です。例えば、自社の製品やサービスによって生活が改善された患者の声や、医療現場での具体的な変化などを紹介することで、より多くのステークホルダーがイメージしやすい形で社会的価値を伝えることができます。

　また、社会的インパクトの発信は、投資家や協業先の獲得、優秀な人材の採用にもつながります。社会的価値の創出に共感する投資家や従業員は、長期的なコミットメントを示す傾向があり、スタートアップの持続的な成長に寄与します。

③**注意点**

　一方で、社会的インパクトの測定と発信には注意点もあります。例えば、長期的な影響の測定が難しい場合や、直接的な因果関係の立証が困難な場合があります。また、過度に美化された表現や、誇張された数字を使用したりすると、かえって信頼性を損なうおそれがあります。

　これらの課題に対処するためには、**測定方法の継続的な改善**や、**外部専門**

家の意見の活用、**透明性の高い情報開示**などが重要です。また、ネガティブな影響も含めて包括的に評価し、改善のための取り組みを示すことで、より信頼性の高い発信が可能になります（ 表1 ）。

◆ 日本の医療 DX ビジョンとの整合性

　ヘルスケアスタートアップにとって、自社のビジョンと日本の医療 DX ビジョンとの整合を図ることは非常に重要です。日本政府は 2022 年に「医療 DX 推進本部」を設置し、医療のデジタル変革を**国家戦略**として推進しています。

　この国家戦略の主要な柱には、データヘルス改革、オンライン診療の普及、AI・IoT の活用、医療情報の標準化などが含まれています。ヘルスケアスタートアップは、これらの国家戦略を理解し、**自社のビジョンや製品・サービスがどのようにこれらの目標に貢献できるか**を明確にする必要があります。

　例えば、PHR（Personal Health Record）の普及や、医療データの二次利

表1　短期・中期・長期の各ゴール設定に必要なこと

	短期ゴール	中期ゴール	長期ゴール
ゴール達成の目標期間	1 年以内	3～5 年	5～10 年、あるいはそれ以上
例	プロトタイプの完成、初期の臨床試験の開始、規制当局との初期相談の実施、シード資金の調達完了、など	製品の薬事承認取得、初期の売上達成、主要な医療機関との提携、シリーズ A・B の資金調達完了、など	特定の疾患の治療法を根本的に変革する、医療アクセスの格差を解消する、健康寿命を大幅に延ばす、など
注意点	・具体的で測定可能なものにする ・現在のリソースと制約を十分に考慮し、適度なチャレンジを含むようにする	・短期ゴールの延長線上でそれらを積み重ねることで達成されるものとして設定する ・ゴール設定の際は市場動向や技術の進歩、規制環境の変化などの外部要因も考慮に入れる	・単なる数値目標ではなく、社会に与えるインパクトや実現したい医療の未来像を含むものにする

用の促進といった政策は、ヘルステック企業にとって大きな事業機会となる可能性があります。一方で、データ保護やセキュリティに関する厳格な規制も同時に導入されるため、これらへの対応も求められます。

医療DXビジョンとの整合を図ることで、**規制当局や医療機関との協力関係を築きやすく**なり、公的支援や補助金の獲得にもつながる可能性があります。また、国の方針に沿った事業展開は、社会的な信頼性の向上にも寄与します。

ただし、国のビジョンに完全に依存するのではなく、**独自の革新的なアイデア**を持ちつつ、それを国の方針とうまく調和させていく柔軟性が重要です。時には、**国のビジョンの一歩先行く提案**をし、政策立案に影響を与えるくらいの気概を持つことも必要だといえます。

◆ グローバル展開におけるビジョンの役割

ヘルスケアスタートアップにとってグローバル展開は大きな成長機会であり、適切な戦略を考え、準備を行うことで、世界中の患者に革新的な医療ソリューションを提供し、より大きな社会的インパクトを創出することが可能になります。

グローバル展開にあたっては、**組織体制の整備**が重要な課題です。海外拠点の設立、多国籍チームの管理、グローバルな人材の採用と育成などが必要になります。特に、異なる文化や価値観を持つ従業員をまとめ上げ、協働する体制をつくる際に、**ビジョンは皆のベクトルを揃える重要な役割**を果たします。

また、グローバル展開に伴い、**ブランディングやマーケティング戦略の見直し**も必要です。ビジョンを基軸に、各国の文化や価値観に合わせてメッセージをカスタマイズしつつ、グローバルで一貫したブランドイメージを維持することが求められます。

(加藤浩晃)

10章 次世代の医療者起業家へのメッセージ

　本章では、第1部のしめくくりとしてこれからヘルスケアスタートアップに挑戦しようとする起業家の皆さんに向けて、メッセージをお伝えします（第2部「Q10」関連）。

◆ 医療の未来を変える：起業家の役割

　ヘルスケアスタートアップの起業家には、医療の未来を変える大きな可能性と責任があります。医療者起業家は、最新のテクノロジーと医学的知見を融合させ、これまでにないソリューションを生み出すことができる立場にいます。

　医療者起業家の役割の一つは、**既存の医療システムの非効率性や問題点を特定し、それらを解決するための新たなアプローチを提案**することです。例えば、AIやIoTを活用して医療の質を向上させたり、遠隔医療技術を用いて医療アクセスの格差を解消したりするなど、テクノロジーの力を借りて医療の課題に挑戦することができます。

　また、**患者中心の医療を推進**することも、ヘルスケアスタートアップの重要な役割です。従来の医療システムでは見落とされがちだった患者の視点や体験を重視し、より人間味のある、きめ細やかな医療サービスを提供することができます。例えば、患者の生活習慣データを活用したパーソナライズド医療や、患者同士のコミュニティ形成を支援するプラットフォームの提供などが考えられます。

　さらに、**予防医療**や**健康増進**の分野でも、ヘルスケアスタートアップは大きな役割を果たすことができます。病気になってから治療するのではなく、健康な状態を維持し、病気を未然に防ぐためのソリューションを提供することで、医療費の削減と国民の健康増進に貢献することができます。

　ヘルスケアスタートアップの起業家には、イノベーターとしての役割だけでなく、**医療システムの変革を促す触媒**としての役割も期待されます。ヘルスケアスタートアップが革新的なアプローチや成功事例を生み出せば、既存

の医療機関や製薬会社、医療機器メーカーにも影響を与え、業界全体のイノベーションを加速させることもできるでしょう。

一方で、医療の未来を変える立場にある起業家には、**高い倫理観**と**社会的責任**も求められます。起業家の判断や行動が多くの人々の健康と生命に直接影響を与える可能性があるため、常に患者の利益を最優先に考え、高い品質と安全性を確保する姿勢を持たなければなりません。

また、医療データの取り扱いやプライバシーの保護など、医療特有の倫理的課題にも真摯に向き合う必要があります。技術の進歩と倫理的配慮のバランスを取りながら、社会から信頼される形でイノベーションを推進していくことが求められます。

さらに、医療の未来を変えるうえで、起業家には業界のさまざまな**ステークホルダーとの協力関係を構築する能力**も必要です。医療機関、規制当局、保険者、患者団体など、多様な利害関係者との対話と協力なしには、医療の変革は実現できません。起業家には、これらのステークホルダーの理解を得ながら、新しいソリューションを社会に浸透させていく役割があります。

ヘルスケアスタートアップの起業家が、こうした役割を果たし、医療の未来を変えていくためには、**継続的な学習**と**自己研鑽**が欠かせません。医学的知識はもちろん、最新のテクノロジートレンド、ビジネススキル、リーダーシップ、倫理観など、多岐にわたる能力を磨き続ける必要があります。

◆ 起業前に準備すべきこと

ヘルスケア領域に限らず、起業を成功させるためには、十分な準備が不可欠です。起業前に準備すべき重要な事項について、これまでに述べてきたことをまとめます。

まず最も重要なのは、**明確なビジョンと具体的な事業計画**を持つことです。単に「医療をよくしたい」という漠然とした思いだけでなく、どのような問題を解決し、どのような価値を提供するのか、そしてそれをどのようにビジネスとして成立させるのかを具体的に描きましょう。このプロセスでは、市

場調査や競合分析、ビジネスモデルの構築など、多岐にわたる準備が必要となります。

次に重要なのが、必要な**スキルと知識**の獲得です。医療の専門知識はもちろんのこと、経営、財務、マーケティング、法務など、ビジネスを運営する上で必要な基本的なスキルを身につけることが重要です。これらのスキルは、ビジネススクールでの学習や、オンラインコースの受講、関連書籍の精読などを通じて獲得することができます。

また、**ネットワーク**の構築も重要な準備の一つです。同じ志を持つ仲間や、先輩起業家、業界の専門家などとのつながりを持つことで、貴重な情報や助言を得ることができます。医療系のスタートアップイベントやピッチコンテストへの参加、業界カンファレンスへの出席などを通じて、積極的にネットワークを広げていくことが大切です。

資金面の準備も忘れてはいけません。起業初期の運転資金や、製品開発にかかる費用など、必要な資金を見積もり、**調達**の計画を立てる必要があります。自己資金だけでなく、家族や友人からの出資、クラウドファンディング、エンジェル投資家やVCからの資金調達など、さまざまな選択肢を検討しましょう。

そして、法的・規制面での準備も重要です。特に医療分野では、薬機法などの**規制への対応**が求められます。これらの規制について十分に理解し、必要な対応を計画に組み込んでおく必要があります。場合によっては、規制対応の専門家に相談することも検討すべきでしょう。

最後に、**精神面**での準備も忘れてはいけません。起業は長期的な挑戦であり、多くの困難や挫折を経験することになります。そのような状況下でも前向きに取り組み続けられるよう、強い精神力と忍耐力を養っておくことが重要です。瞑想やマインドフルネスの実践といった、ストレス管理技術の習得なども、有効な準備となるでしょう。

これらの準備を十分に行うことで、起業後に直面するさまざまな課題に対して、より効果的に対処することができます（ 表1 ）。しかし、完璧な準備を目指すあまり、起業のタイミングを逃してしまわないよう注意が必要です。

ある程度の準備ができたら、勇気を持って一歩を踏み出してみましょう。

◆ メンターの重要性と見つけ方

　起業の道のりにおいて、適切なメンターの存在は非常に重要です。経験豊富なメンターからの助言や支援は、多くの困難を乗り越え、より速く、より効果的に目標を達成する助けとなります。

①重要性

　メンターの重要性は多岐にわたります。まず、メンターは自身の経験に基づいた**実践的なアドバイス**を提供してくれます。起業の過程で直面するさまざまな課題に対して、どのように対処すべきか、具体的な指針を示してくれるでしょう。また、メンターは**自身のネットワークを活用**して、重要な人脈の紹介や、ビジネスチャンスの提供をしてくれる可能性もあります。

　さらに、メンターは**精神的なサポート役**としても重要です。起業の道のりは孤独で困難な時期もありますが、そのような時にメンターの存在は大きな励みとなります。時には厳しい指摘をされることもあるでしょうが、それも成長のための貴重な機会となるはずです。

②見つけ方

　適切なメンターを見つけるためには、まず**自分が何を求めているのかを明確**にすることが重要です。技術的なアドバイスを求めているのか、ビジネス面での指導が必要なのか、あるいは業界のコネクションを求めているのか、自分のニーズを把握した上でメンター探しを始めましょう。

　メンターを**見つける方法**としては、以下のようなものが考えられます。まず、自分の所属する大学や医療機関のOB/OGネットワークを活用する方法があります。多くの場合、同じ背景を持つ先輩は、自分の状況をよく理解し

表1 起業の前に準備すべきことチェックリスト

- ✓ 明確なビジョンと具体的な事業計画を持つ
- ✓ ビジネス運営の知識の獲得
- ✓ ネットーワークの構築
- ✓ 必要な資金の見積、調達計画の策定
- ✓ 規制対応への準備
- ✓ ストレス管理技術の習得など、起業に向けた精神面の準備

てくれるでしょう。また、医療系のスタートアップイベントや、起業家向けのワークショップなどに参加することで、潜在的なメンターと出会う機会を得ることができます。筆者も 2017 年から「Healthcare Startup Salon」というオンラインサロンを主宰していて、そこからたくさんの起業家が生まれてきました。興味がある人はぜひ一度サイトを見てもらえるとうれしいです。

③関係の構築

メンターを見つけたら、まずはオンラインでもリアルでも、軽いミーティングなどから始めるのがよいでしょう。その際、自分の熱意や真剣さを伝えると同時に、**相手の時間と知識を尊重する姿勢**を示すことが重要です。これが本当に大切で、相手はあなたの将来のために、時間を無償で提供してくれているのです。また、一方的にアドバイスを求めるだけでなく、自分にできることはないか、相手に提供できる価値はないかを考えることも大切です。

メンターとの関係は、時間をかけて築いていくものです。定期的なコミュニケーションの機会がある場合はそれに感謝し、メンターからのアドバイスを真摯かつ素直に受け止め、それを実践に移していく姿勢が重要です。そうすることで、より深い信頼関係を築き、より価値のある助言を得ることができます。

私もメンターにお世話になってすでに 5 年以上になります。メンターなしに今の自分はないと言っても過言ではないくらい、メンターは大切な存在です。

◆ 失敗を恐れない心構えと継続的学習の重要性

起業の道のりにおいて、失敗は避けられないものです。しかし、失敗を恐れるあまり挑戦しないことは、最大の失敗と言えるでしょう。次世代の医療者起業家には、失敗を恐れない心構えと、そこから学び続ける姿勢が求められます。

①失敗を恐れない

失敗を恐れない心構えを持つためには、まず**失敗を学びの機会として捉える**視点が重要です。どんな失敗も、そこから得られる教訓があります。その教訓を次の挑戦に活かすことで、より大きな成功につながる可能性があるの

です。

　また、小さな失敗を重ねることの重要性も理解しておく必要があります。大きな挑戦の前に、小規模な実験や試行錯誤を繰り返すことで、リスクを最小限に抑えつつ、貴重な学びを得ることができます。この「**フェイルファスト（素早く失敗する）**」の考え方は、特にスタートアップの世界では重要視されています。

　失敗に直面したときの<u>対処法</u>も身につけておくべきです。例えば、感情的にならず、客観的に状況を分析する能力や、失敗から立ち直るためのレジリエンス（回復力）を養っておくことが大切です。また、失敗を一人で抱え込まず、チームやメンターと共有し、多角的な視点から解決策を見出す姿勢も重要です。

②継続的学習

　継続的な学習も、医療者起業家にとって不可欠な要素です。医療の世界もビジネスの世界も、日々進化し続けています。この変化に対応し、常に最前線で活躍し続けるためには、学び続ける姿勢が欠かせません。

　<u>学習の対象</u>は多岐にわたります。医学や最新の医療技術はもちろん、経営学、マーケティング、財務、法務など、ビジネスに関わるさまざまな分野の知識を継続的に吸収していく必要があります。また、リーダーシップやコミュニケーションスキルなど、ソフトスキルの向上も重要です。

　<u>学習の方法</u>も多様化しています。書籍やオンラインコースの活用、セミナー・ワークショップへの参加、メンターからの指導、そして実践を通じての学びなど、さまざまな方法を組み合わせることで、効果的な学習が可能となります。

　特に重要なのは、**学んだことを実践に移し、その結果を振り返るという循環を作る**ことです。理論を学ぶ教科書的な勉強はとても大切です。ただ、理論だけでなく、実践を通じて得られた知見と組み合わせてこそ、血肉となる学びになるのです。

　また、<u>業界の動向やトレンド</u>をウォッチし続けることも大切です。医療技術の進歩、規制環境の変化、競合他社の動きなど、常に最新の情報を入手し、自社の戦略に反映させていく必要があります。

継続的な学習は、単に知識を増やすだけでなく、柔軟な思考力や創造性を養ううえでも重要です。新しい知識や視点を得ることで、既存の問題に対する新たなソリューションを見出したり、これまで気づかなかった機会を発見したりすることもできます。

◆ 医療者としてのアイデンティティと起業家精神の両立

　医療者として培ってきたアイデンティティと、起業家としての精神を両立させることは、ヘルスケアスタートアップの起業家にとって重要な課題です。両者は一見相反するように思えるかもしれませんが、実際には互いを補完し、より大きな価値を生み出す可能性を秘めています。

　医療者としてのアイデンティティは、患者の健康と福祉を最優先に考える倫理観や、科学的な厳密さ、そして人々の生命に直接関わる責任感などによって特徴づけられます。一方、**起業家精神**は、イノベーションへの情熱、リスクを恐れない姿勢、そして事業を成功させるための戦略的思考などを特徴としています。

　この2つを両立させるためには、まず、**自分の根本的な動機を明確**にすることが重要です。多くの場合、ヘルスケアスタートアップを立ち上げる動機は「より多くの患者を助けたい」「医療システムの問題を解決したい」といった、医療者としての使命感に基づいているはずです。この動機を常に意識し、ビジネスの決定を行う際の指針とすることで、医療者としての価値観と起業家としての行動を一致させることができます。

　また、医療者としての経験や知識を、起業家としての強みとすることも重要です。例えば、患者との対話で培ったコミュニケーション能力は、投資家や協業先との交渉に活かすことができます。また、複雑な医療情報を理解し、適切に判断する能力は、ビジネス上の意思決定にも応用できるでしょう。

　一方で、起業家として成功するためには、医療者としての固定観念や慣習にとらわれすぎないことも大切です。例えば、医療の世界では慎重さと完璧さが求められますが、スタートアップの世界では素早い行動と反復的な改善が重要です。このような違いを理解し、状況に応じて適切なアプローチを選択できる柔軟性が求められます。

両者の価値観が衝突する場面も当然出てきます。例えば、収益性の追求と医療の質の維持のバランスをどうとるか、といったジレンマに直面することもあるでしょう。そんな場面では、**長期的な視点**で判断することが重要です。短期的な利益を追求するのではなく、持続可能な形で社会に価値を提供し続けることができるビジネスモデルを構築することが、結果的に両者の価値観を満たすことにつながります。

　また、チーム内での役割分担も重要です。医療の専門知識を持つ創業者と、ビジネスの専門知識を持つ共同創業者が協力することで、それぞれの強みを最大限に活かすことができます。ただし、お互いの領域を理解し、尊重し合う姿勢が不可欠です。

　さらに、医療者としてのネットワークと信頼関係を、ビジネスの成功に活かすことも重要です。医療現場での人脈や、患者との信頼関係は、製品開発やマーケティングにおいて非常に価値のある資産となります。ただし、これらを活用する際には、医療倫理や個人情報保護はもちろん、個人としての信頼関係にも十分配慮しなければなりません。

　医療者としてのアイデンティティを維持しつつ、ビジネススキルを磨くことも重要です。例えば、財務、マーケティング、人事管理などのビジネススキルを学ぶことで、より効果的に事業を運営することができます。これらのスキルは、医療の世界でも十分に活用できるものであり、起業と臨床を両立している場合は医療の質の向上や効率化にも貢献する可能性があります。

　また、医療者としての継続的な学習と、起業家としての成長を両立させることも大切です。最新の医学知識を学び続けることは、革新的な製品やサービスの開発につながります。同時に、ビジネスの最新トレンドやイノベーション手法を学ぶことで、より効果的に事業を展開することができます。医療者と起業家、両方の立場からの視点を持つことで、医療システム全体を俯瞰的に見ることができるようになります。これにより、単なる症状の治療ではなく、医療システム全体の改善につながるソリューションを提供することができるでしょう。

　自身の経験や成功事例を積極的に共有することも、医療者としてのアイデンティティと起業家精神の両立において重要な役割を果たします。後進の医

療者起業家にとってのロールモデルとなることで、医療イノベーションの促進に貢献することができます。また、医療界に起業家精神を広めることで、より多くのイノベーションが生まれる土壌を作ることにもつながります。

　医療者としてのアイデンティティと起業家精神の両立は、容易ではありません。しかし、この両者を上手く融合させることができれば、それは他の誰にも真似のできない強力な武器となります。医療への深い理解と情熱、そして、未だない課題解決策を生み出そうとする起業家としての創造性と実行力が、医療の未来を大きく変える可能性を秘めているのです。
　困難に直面したとき、倫理的なジレンマに悩んだとき、あるいは道に迷ったと感じたときは、<u>原点に立ち返って</u>ください。なぜ医療者になったのか、なぜ起業を決意したのか、その根本的な動機を思い出すことで、正しい判断を下すことができるはずです。
　そして、<u>常に学び続ける姿勢</u>を忘れないでください。医学の進歩は日進月歩であり、ビジネスの世界も絶えず変化しています。この両方の世界で最前線に立ち続けるためには、生涯学習者としての姿勢を保ち続けることが必要です。新しい知識や技術を貪欲に吸収し、それを自分のビジネスに活かしていく。そのようなマインドが、真の医療イノベーターとしての成功につながるのです。

　最後に、皆さんの挑戦が、よりよい医療の実現と、健康な社会の構築につながることを心から願っています。医療者としての使命感と、起業家としての創造性を両立させることで、皆さんは他の誰にもできない形で社会に貢献することができるのです。その可能性を信じ、前進し続けてください。
　医療の未来を一緒に創っていきましょう！

（加藤浩晃）

第2部

20人の起業家への
インタビュー
(10 Questions)

20人の医療者起業家

01
阿部 吉倫
Ubie 株式会社
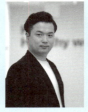

02
沖山 翔
アイリス株式会社
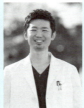

03
川田 裕美
株式会社
ヘッジホッグ・
メドテック
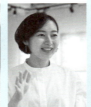

04
河野 健一
株式会社
iMed Technologies
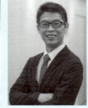

05
近藤 崇弘
株式会社 ALAN
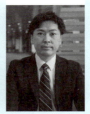

06
園田 正樹
株式会社グッドパトン
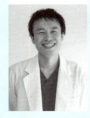

07
髙木 俊介
株式会社
CROSS SYNC
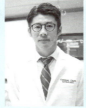

08
田村 雄一
株式会社
カルディオ
インテリジェンス
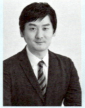

09
辻 裕介
PharmaX 株式会社
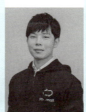

10
寺嶋 一裕
株式会社 CaTe
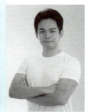

11	12	13	14	15
中田 航太郎	本田 泰教	松村 雅代	山田 裕揮	飯塚 統
株式会社ウェルネス	株式会社 OPExPARK	株式会社 BiPSEE	株式会社 Medii	メドメイン株式会社
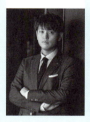	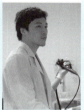	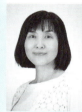	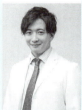	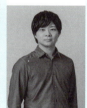

16	17	18	19	20
川端 一広	住吉 忍	野村 怜太郎	藤澤 美香	依田 龍之介
Contrea 株式会社	株式会社 ウィメンズ漢方	株式会社 Pleap	Health Connect 株式会社	株式会社 Contact
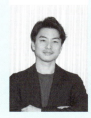	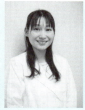	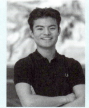	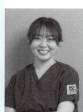	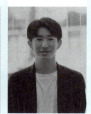

10 Questions

Q1 起業前の経歴と起業のきっかけ

起業するまで、医療者としてどのように働いていましたか?
起業するまでどのような人で、どういうきっかけで起業をしたのか教えてください。

Q2 提供しているサービスの概要とその着想

どんなサービスをしているのですか? どうやってそのサービスを着想しましたか?
起業している会社とそのサービスについて教えてください。

Q3 ビジネスモデルと収益化戦略

そのサービスはどうやって収益を上げようとしていますか?
なぜ長期的に儲かるのですか?

Q4 競合との差別化ポイント

同じようなサービスを行っている企業はありますか?
そのような企業がある場合、なぜ自分もやれると思ったのですか?

Q5 起業後の現実と当初の想定とのギャップ

起業してみて実際はどうでしたか?
思っていた通りだったこと、思っていたのとは違っていたことを教えてください。

Q6 チームビルディングと採用戦略

社員はどのようにして採用していきましたか?
特にエンジニアはどのように見つけましたか?

Q7 資金調達の経験

資金調達はしていますか? どのように行いましたか? その過程での苦労や
気付きは?(していない場合は資金調達についての考えを教えてください)

Q8 失敗談と学んだこと

起業して今までの過程で「失敗」したこと、
「今ならこうする」ことは何かありますか? 具体的に教えてください。

Q9 今後のビジョンと目指す社会像

今後、御社のサービスはどのようにしていこうと考えていますか?
また、御社によって、どういう世の中にしたいと考えていますか?

Q10 これから起業する人へのアドバイス

これから起業する人にアドバイスをお願いします。また、もしタイムマシンがあって
起業する前の自分にメッセージが送れたら、何をアドバイスしたいですか?

01 阿部 吉倫

Ubie 株式会社
代表取締役
医師

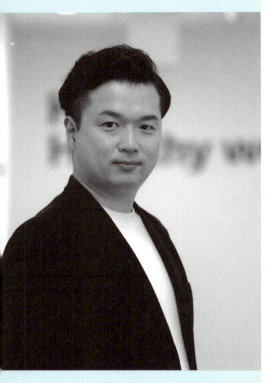

- ◆ 日本救急医学会救急 AI 研究活性化特別委員会委員
- ◆ 一般社団法人日本医療ベンチャー協会（JMVA）理事

Yoshinori Abe

2015年、東京大学医学部医学科卒。東京大学医学部附属病院、東京都健康長寿医療センターで初期研修を修了。血便を放置し48歳で亡くなった患者との出会いをきっかけにデータサイエンスの世界へ。2017年5月にUbie株式会社を共同創業。2019年12月より日本救急医学会救急AI研究活性化特別委員会委員。2020年 Forbes 30 Under 30 Asia Healthcare & Science部門選出。2023年より日本医療ベンチャー協会（JMVA）理事。

企業プロフィール

創業年	2017年5月
従業員数	280人 ※2024年4月現在
住所	東京都中央区日本橋堀留町2丁目4番3号 日本橋堀留町2丁目ビル 6F
代表者	共同代表取締役 医師 阿部 吉倫 共同代表取締役 久保 恒太

https://ubie.life

2019年7月	医療機関向けサービス「ユビーAI問診」提供開始
2020年4月	生活者向けサービス「ユビー」提供開始
2020年10月	第3回 日本サービス大賞「厚生労働大臣賞」と「審査員特別賞」を同時受賞
2021年12月	東京都医師会と新型コロナウイルスに関する取り組みで連携
2021年12月	製薬企業向け事業開始
2023年4月	Googleヘルスコネクトとの連携開始
2023年7月	デジタルヘルス領域の調査や政策に関わる研究機関Ubie Lab設立
2023年11月	「Google Play ベスト オブ 2023 優れた AI 部門」で大賞を受賞
2024年4月	総務省実施「情報アクセシビリティ好事例2023」に選出
2024年5月	生活者向けサービス「ユビー」月間利用者数1,000万人を突破

世界80億人の健康寿命を延ばす挑戦

Q1 起業前の経歴と起業のきっかけ

A 東京大学医学部附属病院、東京都健康長寿医療センターで初期研修を修了後、2017年5月に共同代表の久保と共にUbie株式会社を設立しました。起業のきっかけは、研修医時代に深夜の当直で診察した40代のとある女性の患者さんです。腰痛を訴えるその方からすぐ大腸がんの症状を確認。2年前から血便があったものの受診せず、大腸がんの骨転移も見つかり、治療を進めるもほどなくしてお亡くなりになりました。血便が出た時すぐに受診し、初期段階で治療されれば5年後の生存率は90%以上ですが、末期（Stage Ⅳ）の場合はわずか15%程度[1]。この患者さんは2年の受診遅れで30年分の寿命を失った可能性があります。

いくら日本の医療が世界に誇る水準であっても、症状と病状の関連性が分からず、患者さんが医療にアクセスしなければ、医師には何もできません。<u>医師の手が届かない場所で、誰かが"治せたはずの病気"で命を落としている。この患者さんと医療のマッチング不全をテクノロジーで解消したい。</u>この思いが、久保と共同研究をしていた症状と病名の関連性をシミュレーションするソフトウェア・アルゴリズムを社会実装するきっかけとなりました。

[1] 国立研究開発法人国立がん研究センター 院内がん登録生存率集計

Q2 提供しているサービスの概要とその着想

A Ubie株式会社は、健康寿命の最大化を目指すAIヘルステック企業です。「テクノロジーで人々を適切な医療に案内する」をミッションに、現在大きく4つの事業を展開しています。1つ目は生活者向けサービス「ユビー」の提供。これは起業のきっかけでもある先ほどの研修医時代の経験をもとに、**症状を入力するとAIが関連疾患や適切な近隣の医療機関など様々な医療情報を提供し、適切な受診を後押しするサービス**です。2024年5月時点で月間1,000万人以上の方にご利用いただいています。2つ目は問診をはじめとする医療現場の業務効率化を支援するサービス「ユビーメディカルナビ」です（図1）。医療のマッチング不全と同じく、研修医時代に感じた"カルテ記載業務などの事務作業に大幅な時間を取られ、患者さんとじっくり向き合うことが難しい"という課題を解決したいと開発したサービスで、現在急性期病院を含めた全国1,700以上の医療機関で導入されています。3つ目は患者さんの健康に欠かせない医薬品を提供する製薬企業との協業です。「ユビー」

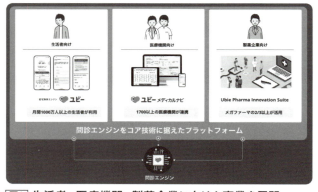

図1　生活者・医療機関・製薬企業に向けた事業を展開

と「ユビーメディカルナビ」をプラットフォームとし、製薬企業が持つ疾患・治療啓発につながる情報を生活者・医療機関へ提供。年間売上10兆円以上を誇るグローバルメガファーマの2/3以上と取引があります。4つ目は海外事業です。日本の優れた医療を海外へ輸出したいという思いから、創業当初から海外展開を視野に入れており、**現在は米国に拠点**を構えています。

Q3 ビジネスモデルと収益化戦略

A 生活者向けサービス「ユビー」は、より多くの方にご活用いただけるプラットフォームを築くことを目的として、現在、基本機能を全て無料で提供しています。**収益の柱**となっているのは、**医療機関向けサービス「ユビーメディカルナビ」と製薬企業との協業**です。特に、製薬業界は非常に大きな市場であり今後も当社が貢献できる部分があると考えています。さらに、ペイシェントジャーニー上の多様なニーズに応える新たなサービスや事業は常に複数模索しており、多角的な収益モデルを通じた長期的な成長と収益の安定性の確保を目指しています。

Q4 競合との差別化ポイント

A 各サービス・事業個別に見れば、類似サービスを提供されている企業は存在しますが、**「生活者・医療機関・製薬企業」という、医療に関する主要なステークホルダーをつなぐ**ことで、生活者（患者さん）のペイシェントジャーニーのあらゆる段階で包括的な貢献ができる点が当社の強みと考えています。このステークホルダー3者をつなぐ構想は創業当初から思い描いていたもので、当時エンジニアだった久保や50名以上の現役医師と手がけたAI問診エンジンのクオリティがその構想を実現させるための大きな自信となっていました。

Q5 起業後の現実と当初の想定とのギャップ

A 起業して特に感じたのは、生活者と医療の情報の非対称性と、それによる**マッチング不全が、自分が医療現場の中で感じていた以上に大きかった**点です。生活者向けサービス「ユビー」をご利用いただいたユーザーさんから「何科に行けばいいか分からなかったが適切な診療科を受診することができた」「長年悩んでいた症状をそのままにしていたが、『ユビー』が受診の後押しをしてくれた」というコメントをいただく度に、生活者と医療とのマッチングの最大化を実現すべく、あの時、起業という道を選択してよかったと心から感じています。

Q6 チームビルディングと採用戦略

A 当社は創業当初から**リファラル採用を重視**しており、創業から10数名までの社員はほぼリファラルでの入社です。最初にエンジニアを含めた優秀な方が入ってきてくれ、その方がまたさらに優秀な方を呼び、とプラスのループを作り上げることができました。IT企業の成長原資は人しかありません。オファーレターにも業務内容に「採用活動」を含める・面接も全員で行うなど、**社員全員が採用にコミット**しており、現在も社員の約6割がリファラルで入社しています。

Q7 資金調達の経験

A **創業からこれまでの累計109.8億円（融資を除く）を調達**しています。環境的に容易ではない時期もありましたが、当社のミッション「テクノロジーで人々を適切な医療に案内する」について多くの方に賛同いただき、資金だけでなく協業や人材を含めた幅広い支援をいた

だいています。

Q8 失敗談と学んだこと

A 細かい失敗を数えれば星の数ほどありますが、大事なのはそこから学び・次に活かすこと。最後まで倒れることなくミッションを実現できれば、その時々のHard thingsは全てかすり傷です。例えば以前、人材採用で、非常に優秀な一方チーム協業に重きを置かない方を採用した結果、組織内に多くの困難が生じたことがありました。この経験を通じ、スキルだけでなくカルチャーフィットも重視する点を採用基準内で明文化。同じことが起きない工夫をしています。また2018年には、インドでテストマーケティングを行い（図2）、半年ほどで「今はインドで事業を本格展開するタイミングではない」という判断をしたこともあります。医療機関や患者さんからのフィードバックを聞く限り、プロダクトのニーズは必ずあると確信しましたが、日本とインドでは、医療提供体制のギャップは当初の想定の何倍も大きいものだったためです。この結果を踏まえUbieの海外進出は「十分なクオリティの医療が提供されているが、公的な観点で課題がある国」という方針を決め、現在は

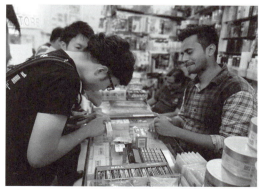

図2 現地インドでのテストマーケティングの様子

米国に進出しており、この方針は実際に現地に赴きチャレンジしたからこそ得られたものです。

Q9 今後のビジョンと目指す社会像

最終的な目標は、ビジョンである「Hello, healthy world.」の実現、**人類80億人にとって健康が当たり前となる世界**を、日本発の企業として実現することです。先日策定・公表した社会的インパクト指標では、当社のビジョンと最も関連する「健康寿命延伸インパクト[*2]」を推計した結果、2017年の創業より当社の事業を通じ貢献した健康寿命は推定で2.7万年以上に及び、経済価値は1,500億円以上であることが示唆されました（図3）。また、当社が貢献できる日本の健康寿命の延伸は、107.7万年以上と試算しています[*3]。さらには医療提供体制が未成熟なインドやアフリカ諸国といった国々にも進出し、各国の健康寿命の延伸に貢献します。そのための取り組みの1つとして、まずは生活者向けサービス「ユビー」を、発症時だけでなく受診・治療・健康時すべての段階でご利用いただける「パーソナル健康管理プラットフォーム」へと進化させていきます。月間利用者数3,000万人を目標とし、日本の

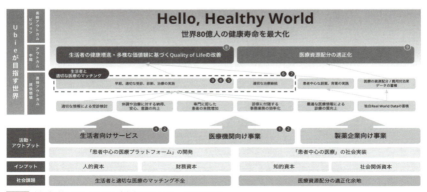

図3 社会的インパクト創出のロジックモデル

健康インフラを支える存在となることを目指しています。

*2 ミッション、事業との対応関係の説明性、その感度といった指標としての適切性を考慮し、質調整生存年（Quality-adjusted life years, QALY）の増分を健康寿命延伸と解釈、定義した。
*3 Disease burden vs. health expenditure per capita - Data by Our world in Data より、2019年日本の疾病負荷は、100,000人あたり15,885.71DALY、1人あたり約0.159DALY。簡便のため、「1 DALY ≒ 失われた1年分の健康な生活」ととらえ、2019年時点で平均的には1人あたり0.159年、すなわち約1/6年を失っていると解釈した。

Q10 これから起業する人へのアドバイス

A 実際の医療現場で得る知識や経験は、非常に貴重なものです。**まずは、医療に真剣に向き合い、目の前の仕事に全力で取り組む**ことが重要だと思います。また、将来的にビジネスの観点から医療に貢献したいと考えている場合、**わずかな時間でも「経営的な視点」**を取り入れることをお勧めします。**今あなたの職場にはどんな課題がありますか？ その課題をどのように解決できるでしょうか？** こうした視点を持つことが未来に役立つかもしれません。さらに時間に余裕があれば、副業等で実際の企業に関わったり、同僚や他の医療従事者に話を聞いて知見を広げるのもお勧めです。こういった経験が、将来的に医療とビジネスを結びつける際に大いに役立つと思います。

加藤先生からの一言コメント

阿部先生の取り組みは、医療現場の課題をAIで解決しようとする素晴らしい挑戦です。患者、医療機関、製薬企業をつなぐプラットフォームの構想は、多くの医療系起業家の参考になると考えています。社会的インパクトの定量化にも取り組む姿勢は、今後のヘルスケアスタートアップにとって重要なヒントになりそうです。

02 沖山 翔

アイリス株式会社
代表取締役
医師

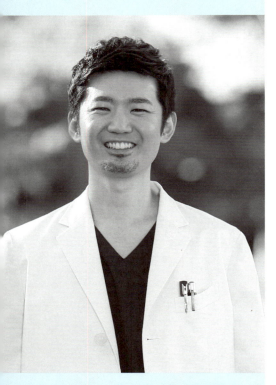

- ◆ 国立研究開発法人 産業技術総合研究所 AI技術コンソーシアム医用画像ワーキンググループ発起人
- ◆ 日本救急医学会救急AI研究活性化特別委員会委員
- ◆ 救急科専門医

Sho Okiyama

2010年 東京大学医学部卒業。日本赤十字社医療センター救命救急科での勤務を経て、ドクターヘリ添乗医、災害派遣医療チームDMAT隊員として救急医療を実践

石垣島・波照間島の沖縄県立病院や診療所での勤務、また南鳥島・沖ノ鳥島（国交省事業）にて離島医・船医として総合診療に従事

国立研究開発法人 産業技術総合研究所 AI技術コンソーシアム医用画像ワーキンググループ発起人、日本救急医学会救急AI研究活性化特別委員、救急科専門医

2017年にアイリス株式会社を創業、代表取締役

企業プロフィール

創業年	2017年11月
従業員数	100人
住所	東京都中央区八重洲2-2-1 八重洲セントラルタワー 7階

https://aillis.jp/

2017年	創業
2018年	NEDO助成事業およびNVIDIAインセプションプログラム採択、咽頭内視鏡カメラの開発
2019年	延べ100超の医療機関・1万人の患者協力のもと、AIの教師データ収集（特定臨床研究）
2020年	ファーストプロダクト（インフルエンザ診断支援AI）の治験
2021年	同、承認申請
2022年	同、承認と保険適用承認（従来法と同一 305点）、上市。新機能新技術（C2）区分で日本初*となるAI機器の保険適用品となる
2023年	スタートアップワールドカップ2023世界大会優勝。グッドデザイン賞において経済産業大臣賞、Japan Venture Awardsにおいて科学技術政策担当大臣賞を受賞

*厚生労働省が公開する令和5年9月末時点のAIを活用した医療機器（プログラム）の承認状況に記載された一覧〔ただし、「承認申請時にAIを活用した旨が記述された医療機器プログラムの一部を例示として列挙したものであり、AIを活用した医療機器（プログラム）を網羅するものではない」とされたもの〕をもとに当社が確認する限りの情報（2024年5月末時点）。

離島医・船医を経た、産官学医での
AI医療機器開発・保険適用までの道のり

Q1 起業前の経歴と起業のきっかけ

A 大学を卒業した後、私は東京の日本赤十字社医療センターで救命救急医として勤務しました。また、後期研修までの5年間のうち1年間は、石垣島と波照間島といった離島で総合診療に従事していました。石垣島ではドクターヘリに乗りながら離島間を行き来し、救急科で専門医を取得した後は、船医や、日本の最東端にある100名規模の南鳥島で離島医として働きました。その後、スタートアップのメドレー社で2年間働き、2017年11月に起業しました。

起業前の1年間は、自身の目で全国の医療現場を見て回りたいと思い、**47都道府県すべて、延べ100以上の医療機関で実際に、非常勤／アルバイト医師として勤務**をしました。土日だけの週末当直や、主治医が1週間学会で不在の時の外来や病棟管理、また、訪問診療、健康診断、産業医など、日本中のさまざまな医療現場を少しずつですが垣間見させてもらうことができました。その中で医療に共通する課題について考えたことが起業のきっかけでした。

最終的に感じたのは、自分が経験した都心の総合病院と、離島や僻地における**大きな医療格差の存在**でした。医療資源の格差、医師間の技術格差、僻地における専門医の不足など、一見、「格差」という言葉で括られたり済まされたりしそうなものですが、それぞれが単独でも、極めて多岐にわたる大きな課題でした。これらを包括的に解決に導ける可能性があると考えたのが、臨床現場への先端テクノロジーの導入でした。さらに、先端技術を用いるだけでは全く解決にはならず、テクノロジー

が前提とされ織り込まれた、新たな医療システムを構築することが必要と考え、その思いを胸に、2017年に起業しました。

Q2 提供しているサービスの概要とその着想

　私たちが起業した2017年当時、日本にはAI医療機器の承認例が未だありませんでした。私たちが実現したいと考えていた「医療システム」は、**以下三者の臨床関係者が、摩擦なくスムーズに医療を進化させ、循環させ、それをテクノロジーが支えている未来です。**

・診断のたびにデータが蓄積され賢く進化していくAI医療機器と、それをリードする開発者
・AI医療機器を使いこなし、そこから生まれたデータベースをもとにさまざまな医学研究を推進、医学を進歩させる医師
・自身の診断と治療のために受診しながら、診療データの提供を通じて医学の発展と、次の患者のアウトカムに貢献できる患者や生活者

　2024年現在ではまだ、医薬品、医療機器等の品質、有効性及び安全性の確保等に関する法律（薬機法）や個人情報の保護に関する法律（個情法）、倫理面でのコンセンサスなどさまざまな段取りが必要ですが、これらを実現するために、まずスタートラインに立つためにも、AI医療機器の承認が必要でした。そこで、日本で最も罹患回数が多い疾病（すなわちデータが集まりやすい疾病）の1つであった「インフルエンザ」を最初の対象疾患として選択し、AI搭載カメラnodoca®（ノドカ）を開発しました（図1）。咽頭の撮影と、問診情報等を入力することで、AIがインフルエンザの判定を行う医療機器ですが、治験を通じて承認と保険適用を取得し、2022年から販売・実臨床で活用されるようになりました。

　nodocaはAIだけでなく、咽頭カメラとしてハードウェア部分も有する医療機器です。AI部分がクラウドにあるため、この中にさまざ

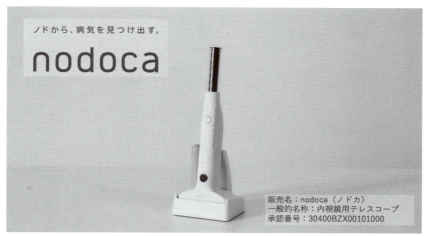

図1 AI 搭載カメラ nodoca ®（ノドカ）

な AI を追加搭載していけるような仕様を開発コンセプトとしています。

Q3 ビジネスモデルと収益化戦略

A　医療系事業は大きく、保険診療に則ったものと、それ以外に分かれます。後者については「自由診療で行うもの」と、診療外の「ヘルスケアサービス」がありますが、我々の医療機器は保険診療に則ったものです。保険診療におけるサービスは実現までのハードルが非常に高いですが、実現されれば事業モデルとしては強固となります。

普通のサービスは、ユーザーがお金を支払いながら使うものですが、**保険適用の技術は、ユーザー（医療機関）がサービスを利用しながら収益（保険点数）を得るという特殊な仕組み**になっています。開発企業は、その医療機関収益のうちの一部をいただくという事業モデルですので、病院と開発企業双方にとって収益が立ちやすく、また、それが患者にとっては医療ベネフィットになるという事業モデルです。

Q4 競合との差別化ポイント

A 世界中に医療AI企業は何千社とありますが、我々と同様のAIは聞いたことがありません。病気は数千個あると言われますが、そのうち診断がAIとして医療機器化されているのはほんの一握りでまだ数十個です。

普通、新たなAIを開発しようと思う際は、既に疾患画像やデータベースがある領域のAIを開発することが一般的です。しかし、我々が選んだ**「咽頭」の領域は、そもそも医療機関にデータベースが存在しない特殊な領域**でした。そのため、開発の取り組みとしてはとても手間がかかり、データベースの構築や、そのための専用カメラの開発から始める必要がありました。

データが既に揃っており、すぐにAIが開発できる疾患が何千とある中で、下準備(データベースやカメラ作り)に数年かかる領域を選ぶことに、少なくとも短期的な経済合理性はありません。それが、他者が咽頭のAIを開発してこなかった最も根本的な理由だと思います。しかしアイリスでは、自分たちがやらなければいつまでもこの領域がAI化/デジタル化されないだろうと考え、またAI部分だけでなくハードウェア機器の開発にも事業上・技術上の必然性と優位性を感じていたため、この領域を選択しました。

また、はじめに咽頭に注目したという観点は、私自身が離島医として、聴診器とポケットエコー以外ほぼ医療資材がない環境で、身体診察に特化した診療をしてきたことも関係していたかもしれません。

02　沖山 翔　アイリス株式会社

Q5　起業後の現実と当初の想定とのギャップ

A　2024年現在では、まだ成し遂げたい医療の未来に向けて、目標の1合目にも到達していませんが、ここまでの道のりはありがたいことに、起業当初に描いた道のりを変えることなく進んで来ることができました。多くの臨床現場の協力をいただきながら、1つ目のAIの開発や治験、保険収載までは到達しているので、スタートアップでいわゆる「ピボット」と言われるような、途中で事業方針を大きく変更する事態には至りませんでした。

　一方で、個別の開発や事業の中身は試行錯誤と、行きつ戻りつの連続でした。咽頭は、身体診察で必ず観察する、最も重要で情報量の多い臓器の1つだと思います。医師にとって「基本のキ」と言える診察上の情報と言えば、「咽頭視診と胸部聴診」ではないでしょうか。それほど当たり前に行う、情報量が多い「咽頭」の写真データベースが存在しない理由は、①内視鏡がなくても目視できてしまう（故にその場ではカメラが必要がない）、②毎回滅菌消毒に時間がかかる内視鏡以外に、1日50回でも100回でも撮影できるような簡便な医療機器カメラがない、というところにありました。

　それまで存在しなかった理由の裏返しが、自分たちが苦労することそのものとなりました。カメラの開発自体もそうですが、開発したカメラを臨床現場に使ってもらうこともまた、AIが完成するまで現場にとっては撮影の手間が増えるだけな訳で、**AI用の教師データの収集には想像以上の苦労と労力**がかかりました。2年間かけて延べ100施設で前向きにデータを収集する多施設共同研究を行いましたが、医療従事者、数百人を巻き込んだ、この規模の研究を完遂することは非常に大変でした。また、**AIだけならまだしも、ハードウェアとしてのカメラを開発すること自体もチャレンジングな取り組み**でした。

Q6 チームビルディングと採用戦略

A **初期メンバーの9割以上は、自身の知人か、そのまた知人**でした。大学や高校時代の知り合い、前職での知り合い、また、社員がたまたまイベントで出会った人物が入社して取締役（CTO）に就任したこともありました。

今のエンジニアチームは、組織作りに強い想いと長年の経験を活かしたCTOの求心力と技術力で成り立っています。

また、AIエンジニアは特にスタートアップにおいて採用競争が激しい分野ですが、アイリスには世界大会で優勝するようなエンジニアが複数名在籍し、**優秀なメンバーが次のまた優秀なメンバーを呼び込むというサイクルが回っている**のも強みです（図2）。そういったメンバーが自由に開発できるよう、会社としてAIの計算資源（インフラ）を充実させたり、海外の学会発表やAIコンペティションへの参加を積極的に推進したりしています。

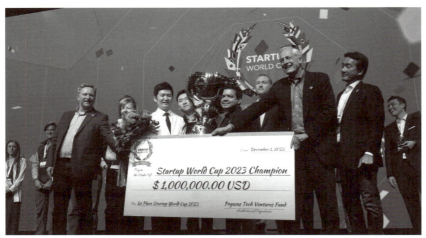

図2 優秀なメンバーにも恵まれ、スタートアップワールドカップ2023世界大会優勝

Q7 資金調達の経験

A アイリスでは累計100億円超の資金調達を行っています。最も初期には、日本生命保険傘下のアクセラレーションプログラムに登録し、シード期の資金調達としてニッセイ・キャピタルから出資を受けました。

また、科学研究費についても、AMED、NEDO、厚生労働省、東京都などからいただきながら開発を進めてきています。

Q8 失敗談と学んだこと

A 最初からもっと上手くやる方法があったかといえば、それは無数にあったと思います。しかしスタートアップの取り組みは学校の試験と違い、**一つひとつのプロジェクトやタスクを見ればむしろ失敗が普通で、成功回数の方が少ないのが日常**です。日々のトライアルと失敗を重ねながら、いかに「行き止まりの道」を見つけて選択肢を1つずつ潰していくか、そのようにして少しずつでも前進していくことや、PDCAを早く回すことこそが、スタートアップの実際の日々だと感じます。

そしてこれは、臨床に通じているところもあるように思います。その場ですぐに診断がつき、一筆書きで治癒まで行くケースもありますが、多くの場合は、1つの診断仮説や治療がうまくいかなくても、一つひとつの仮説や、時間の経過と共に得られるヒントや情報を基に、前に進んでいくのが臨床の実態だと思います。救急医療はその最たる例の1つですし、内科診療においても診断学的に複雑性の高いケースというのは常にあります。スタートアップにもこれと共通したところがあるのではないでしょうか。1回1回の仮説が外れることや治療が奏効しないことを

「失敗」だと捉えてしまうと、すぐに疲弊したり、燃え尽きたりしてしまうかもしれません。

俯瞰的な視点で物事を捉えることや、慎重さも備えたポジティブシンキングは、私にとっては、**臨床を通じて養われた自分の強みの1つ**だと感じています。

Q9 今後のビジョンと目指す社会像

A アイリスは世界で最も質・量ともに充実した咽頭画像のデータベースを持っているのではないかと思いますが、これは私たちだけでなく、医学界全体で活用すべき価値のある、重要な医学資源だと考えています。AIは、咽頭写真1枚からその持ち主の性別を9割以上の精度で当てたり、年齢や、動脈硬化の程度を予測したりすることができます。体内であり、粘膜から炎症や血管像が透見する咽頭は情報の宝庫です。ここから予測できる医学的診断や価値は非常に奥深いものがあり、咽頭に所見が出る数百の疾患の多くは、AIを使って診断に近づけると思っています。

この**貴重なデータベース、診断結果つきのデータベースを、より大きくし、また、ここから多くのAIを開発**しながら、AI製品だけでなく、新たな「AI技術そのもの」の開発も進めていきます。生成AIやその先にある未来の技術も取り入れつつ、先に記載した**3つの臨床ステークホルダーが、摩擦なくスムーズに医療を循環させている状態を作っていきたい**と考えています。

Q10 これから起業する人へのアドバイス

A これまで医師の本分は臨床、研究、教育の3つだと言われてきましたが、最終的に医療に貢献するという点においては、起業や事

業もこれら3つに決して劣るものではないと私は考えています。ただ、通常の医師キャリアを歩んでいると、求められる経験やスキル、マインドセットが臨床から一定の乖離もあるため、よほど信頼できて事業に習熟したパートナーがいない限り、**1人で起業しかつ最短距離を走り続けるのは難易度が高い**とも思います。

　寄り道に見えるかもしれませんが、**その場ですぐに起業するのではなく、ビジネススクールに通ったり、既にあるスタートアップで1～2年社員として働いたりすることで、最終的に実現したいゴールまでは「急がば回れ」で逆に早くなる**ことも多いとすら思います。私自身はスタートアップで1年半勤務したあとに起業しているので、まさにそのようなケースでした。また、アイリスでの勤務やインターンシップの後に起業したメンバーも、これまで10名います。そのうち6名は医療従事者です。起業の個別性は非常に高いので、誰にでも当てはまる虎の巻のような法則はないのかもしれませんが、私自身の経験のどこか一部が役立てば幸いです。

加藤先生からの一言コメント

沖山先生の取り組みは、離島医療の経験を活かし、AI技術とハードウェアを融合させた革新的なアプローチです。データの少ない領域に挑戦する勇気と粘り強さは、多くの医療系起業家の励みになると考えています。臨床経験と起業準備の両立を重視する姿勢は、医療イノベーションを目指す方々にとって貴重な示唆となりそうです。

03

川田 裕美

株式会社ヘッジホッグ・メドテック
代表取締役 CEO
東京医科歯科大学客員准教授

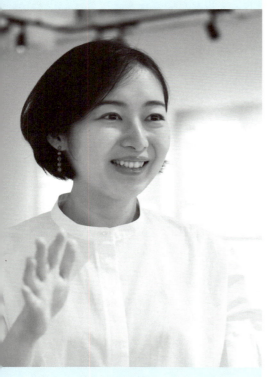

◆ 日本医師会認定産業医
◆ 社会医学系専門医協会社会医学系指導医

Yumi Kawata

2012年	神戸大学医学部卒業
2012〜14年	一般財団法人住友病院 初期研修医
2014〜16年	厚生労働省 医系技官
2017〜20年	株式会社メドレー 医療政策調査主査
2019年〜	順天堂大学医学部公衆衛生学講座非常勤助教、厚生労働省事業MEDISOサポーター
2020〜21年	ソフトバンク株式会社 投資事業戦略本部
2021年〜	株式会社ヘッジホッグ・メドテック設立
2023年〜	東京医科歯科大学客員准教授

企業プロフィール

創業年	2021年
従業員数	8人
	東京都文京区後楽2丁目3番21号 住友不動産飯田橋ビル

https://h-medtech.com/

2021年	株式会社ヘッジホッグ・メドテック設立
2022年	シードラウンドにて1.45億円を調達
2023年	シリーズAラウンドにて5億円調達

興味のあること、やりたいことに まっすぐ進んでいったら起業していました

Q1 起業前の経歴と起業のきっかけ

A 医学部を卒業した後は、初期研修医として2年間臨床での経験を積みました。丁寧に指導してくださる先生方と楽しい同期に支えられ、とても充実した時間を過ごしましたが、もともと公衆衛生的な視点に興味があり、目の前の患者さんだけでなく、コミュニティ全体を健康にするためにはどんなことができるのか考える中で、一度病院の外に出ることにしました。厚生労働省に入省し、医系技官として希少疾患対策、感染症対策に関わりました。社会的なインパクトが大きく、そこでしかできない仕事としてやりがいはとても大きかったです。しばらく**臨床を離れていろんなことにチャレンジしたい**という気持ちはここで固まりました。

もう少し医療従事者や患者さんのダイレクトな声が聞こえる立場で働きたいと思い、民間企業にうつり、ベンチャーと大企業の双方を経験しました。ここまでの流れからわかるように、もともと起業したいと思っていたわけではないのですが、DTx（デジタルセラピューティクス）に興味を持ち始め、**プロダクト開発、臨床開発、販売戦略いずれにも関わりたい**と考える中で起業に至りました。

実際には、**共同創業者の存在が大きく、この3人なら何とかなりそうだ**と思ったことが一番の決め手となりました。これまでの経験やスキルへの信頼も重要ですが、何か課題が出てきたときに取り繕うことなく、前向きに解決策を考えられそうだと思いました。

Q2 提供しているサービスの概要とその着想

A <u>頭痛に対する診断補助ツール</u>、<u>片頭痛の治療用アプリ</u>を作っています（図1）。これまでの仕事の中で、頭痛診療をされている先生方とお話する機会があり、「デジタルと相性のよい領域なのでは…」と元々考えていました。<u>頭痛は30〜40歳代の方に多く、仕事や家庭がある中で、デジタルを活用し負担を増やさずによりよい治療を提供</u>できれば、患者さんの役に立てるのではと思いました。

DTx開発に関心を持ち始め、開発が進んでいる疾患領域を調べてみると、日本ではまだ頭痛領域については着手されていないことがわかり、これはチャンスなのではと感じました。

市場規模や、海外の類似品などを調べたのち、アイデアについて先生方に話したところ、好感触であったことや、同様の発想を持っている他企業はいないことに確信が得られたため実際の開発に着手することにしました。

初めは治療用のアプリのみを作っていましたが、ご縁があり他の先生が開発されていた<u>診断アルゴリズムを一緒に製品化</u>していく流れとなりました。現在は、これらの製品を含め診療体験全体をアップデートできるよう検討を進めているところです。

Q3 ビジネスモデルと収益化戦略

A <u>最終的には開発した医療機器の保険収載を目指して</u>います。薬の代わりにアプリを処方すると想像いただけるとイメージしやすいかと思います。一般的なアプリの場合、アプリ内で課金されますが、治療用アプリの場合は、アプリ内で支払うのではなく、医療機関の窓口で診療費を支払う中にアプリの利用料が含まれます。当社は、処方した医

03 | 川田 裕美　株式会社ヘッジホッグ・メドテック

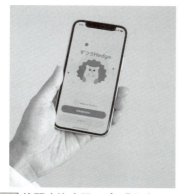

図1　片頭痛治療用アプリ「頭痛ヘッジ」

療機関からアプリの利用料を受け取る流れになります。

　薬と同じように治験を実施することが求められるため、上市までに大きな金額がかかりますが、一方で効果、安全性が確認され医療機器として認められることで、安心して患者さん、医療機関に使っていただけます。また保険収載されることで患者さんは安価に受診でき、医療機関は処方することで収益を得られるようになります。

Q4　競合との差別化ポイント

A　治療用アプリを開発している企業は他にもあります。日本初の治療アプリとなったCureAppのニコチン依存症治療アプリを始め、ソフトウェア単体を医療機器にするというスキームはすでに存在しています。起業前は、手順を踏めば自分にもできるはずだと楽観的に考えていました。一方で、実際に始めてみるとわからないことだらけで、その都度調べたり、勉強会に出てみたり、時には同じようなサービス・業界の人を頼ってここまで開発を進めてきました。

　誰も思いつかないようなことに取り組むというよりは、**自分のこれまでの経験を活かせる土地勘のある領域でのチャレンジが自分には向いている**という感覚もありました。

　一方で、他企業と異なるコンセプトとして、**治療だけでなく、診断も含めた診療体験全体をアップデートさせたい**という構想は起業した当初からあり、病院の外にしみ出していくようなサービスを目指しています。

1章　医師の起業ケース　127

Q5 起業後の現実と当初の想定とのギャップ

A 起業前にいろんな人に計画を話していたので、前職を中心とした知人・友人が手を貸してくれたことは想定どおりでした。事前に相談していたとはいえ、すぐに話をきいてくれたり、適切なところにつないでくれたり、惜しみなく知恵を貸してくれたことには感謝しきれません。自分がわからないような場合にも、「この人のほうがくわしいと思うからつなぐね」と<u>どんどんネットワークができたのは大きな助け</u>になりました。

思っていたのと違う反応だったのは、何年も連絡をとっていなかった友人や臨床一筋でキャリアを歩んできた先生方から<u>さまざまな応援のメッセージを多く頂いた</u>ことです。実際の会社の事業内容を詳しく知っているかどうかにかかわらず、大きなチャレンジをしようと決断したことに対してリスペクトを示してもらえたことは、非常に大きな励みになりました。

Q6 チームビルディングと採用戦略

A 最初はこれまで一緒に働いたことのある人で<u>自分が一緒に働きたいと思う人にひたすら声をかけ</u>ました。その本人はもちろんですが、その人にだれか紹介してほしいとお願いしてどんどん輪を広げていきました。最初は正社員として雇用できる体制が整っているわけではなかったですし、すぐに手がほしいことも多く、業務委託の形で多くの方に手伝っていただきました。実際に入ってもらった業務委託の方からさらに別の方を紹介いただくパターンも多く、すでにつながりがある人に入ってもらうことでより業務が円滑に進められたと感じています。本業では経験できない内容を提示してみたり、時間や場所の制約をなくす等

の工夫をして相手に興味を持ってもらえるように心がけました（図2）。

最初のエンジニアメンバーは友人からの紹介です。最初は業務委託として一緒に仕事を始め、いろいろな会話や条件のすり合わせを経て社員と

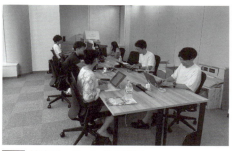

図2 社内ミーティングの様子

して参画する運びとなりました。事業が順調に進捗し、外部から資金調達できたタイミングで正社員としての募集に少しずつ切り替えています。

スタートアップの場合には、お金の面では十分な条件が提示できないことも多いので、**働く環境を柔軟にしたり将来的なアップサイドをできるだけ明確に説明**するようにしています。

Q7 資金調達の経験

A ベンチャー・キャピタルから資金調達を実施しています。資金調達の過程でさまざまな投資家の方とお話ししましたが、初めてのことばかりで自分がやっていることが合っているのかがわからず、最初は手ごたえが感じられませんでした。同じ資料で同じように話してもリアクションは人それぞれなので（相手に応じてそもそも伝え方を変えたほうがよいということの裏返しなのですが）、あまり一喜一憂せずに、最初はある程度数をこなすことも必要なのかもしれません。**徐々に、相手が共感してくれているのか、どんなことに懸念を抱いているのかがわかるようになってきて、やりとりがかみ合うようになってきた**ように思います。

投資家を選ぶ際、最終的には、自分がやりたいことに共感し、応援してくれることが大事だと思います。また、だれもが失敗しやすいポイン

トなどを未然に防いでくれることも重要な点だと思います。

具体的なアプローチ先としては、AMEDやNEDOの認定ベンチャー・キャピタルが候補になる方が多いのではないかと思います。

Q8 失敗談と学んだこと

A　「プレゼン失敗したな」「プロジェクト管理こうすればよかったな」など、小さな失敗は数えきれないですが、特に後悔していることはありません。

「もう1回やればもっと時間を短く、楽にできるかも」と思うこともある一方で、いろんな人とのめぐり合わせなどを考えて、今もう1回同じことを再現できないかもしれないと思うこともよくあります。全く同じ状況はめぐってこないので、「今ならこうする」と思うことはないです。

これまでを振り返って、**改めて重要性を認識したことは「人に頼る」こと**です。起業当初は多くのことは自分でできる、自分で何とかしなくてはと考えていましたが、実際は知らないことだらけで専門知識を持った多くのメンバーの助けがあるからこそ事業が前に進んでいます。**自分でできることであってもメンバー間で業務や情報を共有することで、会社として安定し推進力が生まれる**ことも実感しました。

Q9 今後のビジョンと目指す社会像

A　単なるDTxを開発する会社ではなく、それを通して新たな診療体験を提供していきたいと考えています。これまで頭痛を始めとした身近な、けれどもあまり病気と捉えられておらず、**我慢していた方が、適切なソリューションに辿りつくことで健康で楽しいときを過ごすことを後押し**できればと思っています。

まずは**頭痛の領域で、未受診の方から治療中、フォローアップまでを**

カバーできるようなプラットフォームにするとともに、そこから得られたデータを活用することで、それぞれの個人に最適化されたアプローチを提供することを目指しています。これまで専門の先生方が感じていたこの人にはこれが効きそうという感覚を数字で表し、次の新たな患者さんによりよい治療プランを届けられればと考えています。最終的には多くの方が元気に活動することで活気にあふれた世の中にしたいです。

Q10 これから起業する人へのアドバイス

A 起業する前の自分には「起業を通じて得られる楽しさや経験は、他には代えがたいものなので、起業したらいいと思うよ！」と伝えたいです。

今の時点で**考えうるリスクが許容できる内容であれば、あとは起業してから考えればよい**と思います。特に昨今は起業をサポートするメニューがたくさんありますし、何よりもチャレンジすることに対して歓迎する雰囲気が醸成されていると思います。出産のタイミングや子育てとの両立など、当初心配していたことはありました。シード資金調達の直後に出産し、体調面の苦労はありましたが、結果的に多くの方々のサポートを経て事業は順調に前に進んでいます。子育てに限らず、予期せぬイベントはみなさんあるかと思います。「子どもの手がかからなくなってから」「○○ができてから」とタイミングを待つのではなく、**やりたいことをできるだけ進めていく！**がおすすめです。

加藤先生からの一言コメント

川田先生の取り組みは、公衆衛生の視点から個別化医療へと展開する興味深い軌跡を描いています。DTxという新しい領域に挑戦し、頭痛診療の体験全体をアップデートする構想は、多くの医療系起業家の刺激になります。「人に頼る」ことの重要性を再認識された点は、チーム作りの本質だと思います。

04
河野 健一

株式会社 iMed Technologies
代表取締役 CEO
医師

Kenichi Kono

脳神経外科医師として医療現場で16年間勤務。現場で脳血管内手術の課題を感じ、「世界に安全な手術を届ける」という理念を掲げ、2019年に起業。くも膜下出血や脳梗塞に対する脳血管内治療の手術支援AIの開発・販売を行っている。
東京大学理学部数学科卒、京都大学医学部卒、グロービス経営大学院卒（MBA）

企業プロフィール

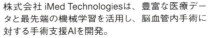

創業年	2019年
従業員数	10人
住所	東京都文京区湯島4-1-13 ルネ湯島ビル202号

https://imed-tech.co.jp/

株式会社 iMed Technologiesは、豊富な医療データと最先端の機械学習を活用し、脳血管内手術に対する手術支援AIを開発。

脳血管内手術は、脳梗塞やくも膜下出血などを治療する手術方法のひとつ。従来の開頭手術と比較して患者への負担が少ない手法だが、複数の部位を同時に見ながら繊細な操作をする必要があり、わずかな操作の遅れやずれが合併症につながる。脳は最も重要な臓器のひとつであり、合併症が起こった際には命に関わるような重篤な状況に陥る可能性がある。CEOの河野は、脳神経外科医師として16年間手術を行うなかで経験してきたこの課題を解決するために、ディープラーニングを用いた手術支援AIの開発に着手。

現在は「医用画像解析ソフトウェア Neuro-Vascular Assist」を提供しており、今後より高度な機能を有した手術支援ソフトウェアの開発を予定している。

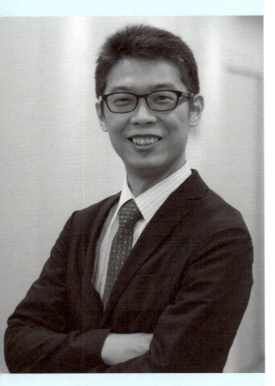

◆ 脳血管内治療指導医
◆ 脳神経外科専門医
◆ MBA

04 河野 健一　株式会社 iMed Technologies

脳血管内手術に対する
リアルタイム支援 AI の開発

Q1　起業前の経歴と起業のきっかけ

A　脳神経外科医師として、特に脳血管内手術（カテーテル手術）に**注力**して病院で勤務していました。脳神経外科は脳卒中や頭部外傷など緊急対応が必要な疾患が多く、振り返ると夜間や土日勤務などハードな日々でした。

そのような中、臨床の合間に、脳動脈瘤などの脳血管内の血液の流れを可視化する**数値流体解析（Computational Fluid Dynamics；CFD）を趣味的**に行っていました。当時は工学部の研究者が行うのが一般的で、世界でも臨床医自ら行う医師はほとんどいませんでした。そのため、国際学会に招待されるなどの評価を受けました。さらに、今から10年ほど前に**「脳外科医 vs. AI」**という流体解析の脳動脈瘤世界大会も主催・開催しました。

脳血管内手術と流体解析の研究でバランスよく好きなことを行っていましたが、次第に**研究が研究で終わってしまう現状に疑問**を感じるようになりました。研究と論文発表だけでは、広く世界中の患者への貢献に直接つながりにくいと感じたのです。

そのような中、臨床・研究を続けながら、グロービス経営大学院（MBA）に通い、**広く患者に貢献する道として、起業という道が現実的な選択肢だと認識**するようになりました。臨床を続けることも可能でしたが、その場合、10年、20年先の未来が予測可能でした。年間100人の患者の手術を行ったとして20年間で2,000人。十分な社会貢献とも言えますが、私には**より多くの患者に貢献できる可能性にチャレンジし**

たいという思いが強くなりました。

　予測できない未来へのチャレンジ。この思いが、2019年のグロービス卒業とともに、病院勤務を辞めて起業する決断につながりました。

 提供しているサービスの概要とその着想

　私たちが取り組んでいるのは、脳血管内手術をリアルタイムで支援するAIの開発です。この着想に至った背景には、医療現場での課題がありました。

脳血管内手術の特徴と課題

　脳血管内手術はカテーテルを使用し、開頭せずに脳血管の治療を行います。最大4つのX線画面を同時に見ながら操作する必要があり、複数の医療機器（デバイス）を使用するため、注意すべき箇所が多くあります。さらに、見落としや気づきの遅れが大きな合併症につながる可能性があります。

技術との出会い

　2015年頃、流体解析の研究中にディープラーニングに興味を持ちました。MicrosoftのAzure（クラウドGPU）を使って試してみたところ、画像解析などで今までできなかった解析ができる可能性があることが分かりました。

サービスの着想

　医療現場の課題とAI技術の可能性が結びつき、「脳血管内手術においてリアルタイムで画像解析を行い、見落としを防ぐAI」というアイデアが生まれました。この着想を実現するため、起業して開発をスタートさせました。私たちの目標は、医師がAIを活用して手術の安全性を高め、患者の命を守ることです。

Q3 ビジネスモデルと収益化戦略

A AIプロダクトの第一弾としてNeuro-Vascular Assist®が薬事認可を得て、病院にその医療機器AIソフトを販売することにより収益を上げています（図1）。**複数施設に有償導入され、日々の脳血管内手術で活用**されています。

脳血管内手術におけるリアルタイム手術支援AIという、ニッチなところから攻めていることで、長期的な優位性があると考えています。現在、診断AIは国内外で多くありますが、手術に対するリアルタイムのAIはほとんどありません。また、脳血管内手術のAIとして現場のニーズに即した細やかな機能を持つプロダクトを作れるのは、今も時々手術を行っており、手術現場やその変化を理解しているからだと思っています。模倣されないように知財化も行っています。

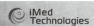

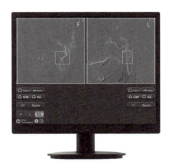

AIを用いて脳血管内治療をリアルタイムで支援（薬事認可済）

通知例

「フィルターが動きました」

「ガイディングが落ちました」

「コイルマーカーが近づいています」

画面デザインは変更になる可能性があります

図1 製品概要

Q4 競合との差別化ポイント

A 脳血管内手術の領域に特化したAI支援システムは、現時点では比較的少ない状況です。画像のリアルタイムAI支援という観点では、例えば、国内外で複数の企業が開発・販売している消化器系内視鏡AIが挙げられます。脳血管内手術の市場は良い意味でニッチであり、参入企業が限られる傾向にあります。

今後、類似のアプローチを取る企業が増えてくる可能性はありますが、現在すでに医療現場で使用されている実績は、先行者利益として重要な意味を持つと考えています。特に、**現場のフィードバックを得て継続的な改善・改良を行える点が大きな利点**です。これにより、医療従事者のニーズにより適した製品開発が可能となっています。

Q5 起業後の現実と当初の想定とのギャップ

A 起業してみると、自由度が高い反面、全てを自分で進めなければいけませんでした。一方で、想定外のことも多くありました。特に薬事については事前に勉強せずに飛び込んだため、さまざまな苦労がありました。しかし、逆に言えば、**詳細を知らなかったからこそ、躊躇せずにチャレンジできた**とも考えています。

勤務医時代は、土日や夜間を問わず緊急の呼び出しがあり、研究も計画通りに進められないことが多かったです。それに比べて**起業後は、夜に睡眠が取れ、土日にも計画的に仕事ができる**ようになり、新鮮な体験でした。救急対応の多い脳神経外科医の働き方は一般的ではなかったと思いますが、その経験があるからこそ、起業後も同じ感覚で邁進できています。この点で、同じような経験を持つ脳血管内手術医が全力で取り組まない限り、簡単に模倣することは難しいだろうと感じています。

04 河野 健一　株式会社 iMed Technologies

チームビルディングと採用戦略

社員の採用、特にエンジニアの採用には、さまざまなアプローチを試みました。

初期段階では、グロービス MBA の**ネットワークを最大限に活用**し、業務委託でお願いしました。このネットワークには、エンジニア学校を運営している方もいました。同時に、**私自身がエンジニア向けのセミナーに積極的に参加し、印象的なプレゼンをしているエンジニアや講師に直接声をかけるなど、人的ネットワークの拡大に努め**ました。さらに、SNS、特に Twitter（現 X）を活用し、興味深い投稿をしているエンジニアに直接 DM を送るなども行いました。

正社員の採用に際しては、ミスマッチを防ぐための工夫も行いました。特に初期の頃は、候補者と約 1 カ月間、業務委託的な形でやり取りを行い、お互いの適合性や行いたいこと・目指すところが一致しているかを慎重に確認しました。

このように、人的ネットワーク、オフラインイベント、SNS、そして採用エージェントなど、**あらゆるチャンネルを活用して人材の確保**に努めました。

資金調達の経験

資金調達は段階的に行ってきました。最初は NEDO（NEP）やピッチコンテストなどで助成金や賞金を得ていました。その後、ベンチャーキャピタル（VC）から調達を複数回行っています。特に 1 回目の資金調達活動は簡単ではありませんでしたが、2 回目以降は運良く比較的スムーズに調達することができました。グロービス MBA でスタートアップに特化したファイナンスも勉強しましたが、実践で経験し

1章 医師の起業ケース　137

ないとわからないことも多く、**1回の経験が何よりも身になる**ことを感じました。

　助成金も重要で、NEDO-STS（NEDOはステージに応じて異なる規模の助成金のシステムがあります）など含めて、大変助かっています。薬事プロセスが必要な医療系スタートアップは、販売して売上が立つまでに時間がかなりかかります。そのため、VCマネーだけでは資本政策が成立しにくく、助成金や補助金も重要になります。**医療系の場合、助成金や補助金は比較的取りやすい**のではないかと感じています。

Q8　失敗談と学んだこと

A　起業してチャレンジしているので、「失敗」したと考えたことはありません。チャレンジして上手くいかなかったことは全て学びになるからです。別の見方をすれば、**どれだけ「失敗」できたかが重要となり、「失敗」するためには、数多くチャレンジ**しなければなりません。そのため、迷ったら動く、迷ったらチャレンジする、という方向で進めています。

　「今ならこうする」ということも、「失敗」を回避するという意味では特にありません。むしろ、過去の経験を踏まえて、より効果的なアプローチを選択できるようになったと感じています。重要なのは、**常に前を向き、新しいチャレンジに臆することなく取り組む姿勢を維持すること**だと考えています。

Q9　今後のビジョンと目指す社会像

A　弊社のプロダクトの発展を自動運転技術の進化に例えると分かりやすいかもしれません。現在の弊社プロダクトは、自動運転における初期の障害物センサーのような段階です。これは脳血管内手術にお

04 河野 健一　株式会社 iMed Technologies

いて、医師が注意すべき点を設定し、それに従って AI が通知を出す役割を果たしています（図2）。

自動運転技術が徐々に進化し、海外では自動運転タクシーが実用化されているように、私たちも段階的にプロダクトを進化させていこうと考えています。**最終的な目標は、自動血管内手術の実現**です。しかし、術者が不要となる完全自動化の時代まではまだ 20〜30 年ほどかかると予想しています。

そのため、まずは現状の「全てを術者自身が注意を払って行う手術」から、「AI の支援により、より負担が少なく、より安全に行える手術」への移行を目指しています。これにより、医師の精神的・肉体的負担を軽減し、同時に患者にとってもより安全な手術環境を提供したいと考えています。

将来的には、この技術が世界中で活用され、高度な脳血管内手術をより多くの患者が受けられる社会を実現したいと思っています。

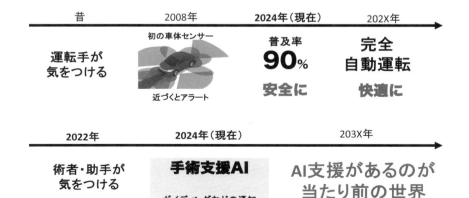

図2　手術支援 AI の発展を自動運転技術にたとえると…

1章　医師の起業ケース

Q10 これから起業する人へのアドバイス

A <u>まずは第一歩を早めに踏み出してみる</u>ことをお勧めします。副業として起業することもできます。起業しなくても、試すことはできます。プロダクト・サービスのアイデアを試すことは、簡単にできることが多いです。<u>あまり考えすぎてもよくない</u>と個人的には思っています。一方で、どこかでフルコミットする勢いも必要と思います。グロービスMBAでよく使われる「失敗したっていいじゃないか！ ガンガン行こう！」も好きなキャッチフレーズです。

自分に送るメッセージとしては、まさに、「失敗したっていいじゃないか！ ガンガン行こう！」と後押しするくらいでしょうか。強いて言えば、勤務医が16年間と長く、厚生労働省・PMDA・大企業などで勤める経験があっても良かったと思っています。<u>幅広い経験は役にたちますし、そこで培われる人的ネットワークも重要</u>です。もちろん、16年間全力で勤務したからこそ、起業後に役立っていることも大いにあるのですが、そのうちの少しでも外に目を向けていても良かったかなと思っています。

是非、起業への第一歩を踏み出してみてください！

加藤先生からの一言コメント

河野先生の取り組みは、医師としての臨床経験と工学的知識を融合し、脳血管内手術を支援するAIの開発に挑戦する革新的な試みです。ニッチな領域に特化し、現場のニーズに応える製品開発を進める姿勢は、多くの医療系起業家の参考になります。「失敗を恐れずチャレンジし続ける」という前向きな姿勢に、医療イノベーションの未来を感じています。

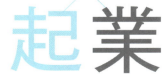

05

近藤 崇弘

株式会社ALAN 代表取締役
医師
慶應義塾大学医学部
整形外科学教室　非常勤講師

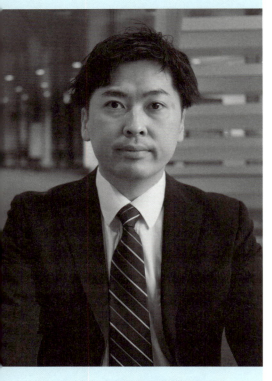

◆Neuro2022 プログラムコア委員
◆Frontiers in neuroscience
　ゲストエディター

Takahiro Kondo

2009年に聖マリアンナ医科大学卒業後、聖マリアンナ医科大学病院にて初期研修修了。2011年に慶應義塾大学大学院医学部博士課程に入学し、2015年に博士（医学）を取得。特任助教として医工連携研究に5年間従事した後、2019年より現在の慶應義塾大学医学部助教に就任。主に神経科学とリハビリテーションに関する多くの研究課題をプロジェクトリーダーとして推進。研究で得た知見・スキルを社会実装することを目的として、2021年2月に株式会社ALANを創業。

企業プロフィール

創業年	2021年
従業員数	6人
住所	神奈川県横浜市栄区元大橋1丁目8番10号

http://alan-healthcare.com/

2021年2月	神奈川県横浜市に株式会社ALANを創業
2022年3月	NEDOが主催する「ESG TECH BATTLE 2022」のピッチコンテストにて優秀賞「NEDO賞」を受賞（応募全130チーム中の2位）
2022年3月	福島支店を設置
2022年6月	公益財団法人木原記念横浜生命科学振興財団が横浜市の補助金を受けて実施する「LIP．横浜 トライアル助成金」に採択
2022〜24年	福島県「令和4年度地域復興実用化開発等促進事業費補助金」に採択
2022年8月	NEDO「研究開発型スタートアップ支援事業：NEP」に採択
2022年11月	SPARK「Research Studio 2022 B-GEAR Final Pitch Event」においてVigorous Workout Awardを受賞
2023年7月	福島イノベーション・コースト構想推進機構「Fukushima Tech Create（FTC）アクセラレーションプログラム」に採択

脳波レベルで睡眠段階判定する
AI医療機器で睡眠診療を最適化したい

Q1 起業前の経歴と起業のきっかけ

A 私は不治の病に対する根本治療を開発する研究者を目指し医学部へ入学し、初期研修修了後から神経科学領域の研究を10年以上続けておりました。臨床現場での経験から、ALSや脊髄損傷などの神経系に障害が起きたときに患者の生命・QOLに大きな影響を与える疾患に強い課題感を感じ、大学時代は苦手としていた神経科学を専門領域に決めました。大学院生の頃は日本有数のトップラボで多くの刺激を受けながら充実した日々を過ごしていました。研究者人生としては山あり谷ありでありながらも概ね順調に過ごしていましたが、**「研究者として生存戦略」と「神経疾患の根本治療を開発する目標」にずれが生じていることに迷い**を感じるようになりました。この迷いの中でも活路を見出し、留学に向けて準備を進めていましたが、運悪く新型コロナウイルス感染症の流行が重なり、渡米の計画が頓挫してしまいました。ちょうどその頃、後の共同創業者となる同僚から、私たちのAIによる運動症状解析という研究技術の臨床応用を提案されました。この提案は、**基礎研究は根本治療の開発でなくとも健康寿命の延長などの社会貢献できる可能性がある**ことを考えるきっかけとなり、起業に興味を持ちました。それからビジコンへの参加や、医師起業家の先輩への相談などを通じて興味が増し、**「失敗してもまた戻ってこれば良いのでまず起業してみよう」**という気持ちで、2021年に株式会社ALANを設立し、研究の成果を迅速に社会に届けるための道を歩み始めました。

Q2 提供しているサービスの概要とその着想

A ALANでは、複数のプロダクトを開発しています。1つ目は起業のきっかけとなった**パーキンソン病の運動症状をビデオからAI判定する技術**で、パーキンソン病専門施設であるPDハウスに試験導入しています。また、現在注力している開発は**睡眠評価装置**です（図1）。これはApple Watchのような睡眠段階判定機能を医療機器のレベルで実現し、睡眠診療現場で活用するというアイデアに基づいています。臨床現場では睡眠状態を検査するためには脳波の記録を必要としますが、時間・費用ともに患者の負担が大きく実施されないことも多いです。そのため不眠症に対し簡単な問診のみで漫然と睡眠薬が処方されている現状であり、ポリファーマシーや認知症、せん妄のリスクを高めています。私たちの睡眠評価装置に搭載されるAIは、心拍リズムのみから脳波レベルの睡眠状態を判定することができるため簡便に実施できます。本製品により、**不眠を訴える患者に対して**血液検査のように「まずは検査をしてみましょう」と**気軽に提案**でき、検査結果に応じて治療

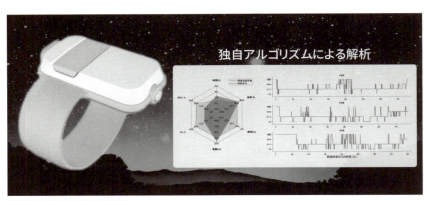

図1 簡易睡眠評価装置
簡易かつ高精度に睡眠状態を推定する

05 近藤 崇弘　株式会社ALAN

方針を最適化できる睡眠診療が実現されることを目指しています。簡易睡眠評価装置の後発医療機器として 2025 年度前半の薬事認証を目指して開発を進めています。

Q3 ビジネスモデルと収益化戦略

A 私たちが開発している睡眠評価装置は医療機器であり、クリニックなどの医療機関へ販売・レンタルすることで収益を上げていくことを計画しています。睡眠評価装置はすでに競合企業が複数あり、装置単独で売上を伸ばしていくことは困難であるため、ビジネスモデルを工夫する必要があると考えています。脳波計を搭載しない睡眠評価装置は簡易版と位置付けられており、私たちの装置はそれに該当します。装置の特性上、睡眠時無呼吸症が重度と判定された場合のみ CPAP（経鼻的持続陽圧呼吸療法）の導入が認められており、中等症の場合には脳波計を搭載した装置による検査（以下、脳波検査）を行う必要があります。クリニックにとって脳波検査体制の導入維持はコストです。**簡易版だけを導入したい**場合でも、脳波検査が必要となる患者が一定数いる以上、**簡易版すらも導入できないと考えるクリニックが多く存在**しています。私たちはそういった**クリニックに対する脳波検査の代行サービスの提供を検討**しており、**抱き合わせで私たちの簡易版装置が導入されることを期待**しています。ただし、脳波検査が人的リソースの制約を受けるためスケールが困難であるという問題点を抱えており、実証実験によりビジネスモデルの最適化が可能か確かめていきたいと考えています。

また、私たちは本製品を医療機関だけでなく、健康経営を目指す民間企業にも導入することを検討しています。運送業や製造業にとって睡眠障害は時に深刻な事故を招く恐れがあり、適切なアプローチによって企業が抱える睡眠問題の解決にも貢献することを目指しています。

Q4 競合との差別化ポイント

A 睡眠評価装置自体は複数の競合企業が存在しています。製品単価も安いこの市場では営業所の数が勝負どころとも言われており、スタートアップが真っ向勝負を挑むには不利であるため、上述のような検査代行サービスを検討しています。別の差別化要素として、装置に搭載する AI 睡眠解析機能を基に新たな市場創出を目指しています。既存の簡易版装置は睡眠中に呼吸が何回止まったか判定する機能がメインとなっていますが、私たちの装置は**睡眠状態を同時に判定**することができます。この機能を用いて、上市後に不眠症を対象とした臨床試験の実施を計画しています。臨床試験を通して、本装置の**適応疾患を睡眠時無呼吸症候群だけでなく、不眠症まで拡大することを目指し**ます。臨床で得られた大量のデータを基に新たな市場を作り出すことで、同市場のトップランナーとしてサービスを提供していきます。

Q5 起業後の現実と当初の想定とのギャップ

A 私たちは研究歴の長いメンバーで創業しているため、どうしても研究的な考え方・動き方が身についており、それがメリットにもデメリットにもなりました。研究においても論理的思考や、仮説検証を繰り返して課題を解決することが常日頃から求められており、この点は起業において大いに役立ちました。例えば今回の睡眠評価装置でいえば、**自分たちで動かせる程度のプロトタイプの作成や、先行論文を基に睡眠状態を判定するアルゴリズムを構築することは研究と同じプロセスであり、問題なく**進めることができました。一方で、**動くものを作ることと製品を作ることのギャップは私たちの想像を遥かに超えて**いました。動くものを作る場合には細かい条件などは二の次で、動くという目標を達

成できれば十分でしたが、製品の場合は在庫状況、原価や納期だけでなく、消費電力や基板パターンなど非常に多岐にわたる、さまざまな条件を検討する必要があります。またこれらは製造業全般に関わる内容ですが、加えて私たちの製品は医療機器であるため、品質や安全に関わる組織体制づくりまでも考慮しなければならず、非常に苦労しました。開発に参加している製造業の方々からは本来であればもっと早く検討すべきだったとご指摘を受けることも多々もありましたが、なんとか粘り強くお付き合いいただいています。

Q6 チームビルディングと採用戦略

A 私たちはまだプレシード期ということもあり、社員の採用は積極的に行っていません。また、研究者時代の採用経験や20人以上の学生の指導経験からも採用のミスマッチは人手不足よりも開発速度に影響を与えることを痛感しており、採用に消極的な理由の一つとなっています。やりたい開発が多いから人を増やすのではなく、やるべき開発を厳選することで少数メンバーでも回る体制作りを心がけています。

ただしエンジニアなしでは開発を進められないので、ハードウェアは医療機器製造業者に、ソフトウェアはIT業者にエンジニアリングを外注しています。エンジニア不在での開発にはいささか苦労もありますが、**人的リソースを社外に持ちながら意思決定を進めていくことで、リスクとコストをコントロール**しながら、開発の初期フェーズを乗り越えたいと考えています。また、後述の通りまだ資金調達をしていないことも採用に踏み切っていない原因として大きいので、事業拡大のタイミングで資金調達をし、採用を強化していきます。

Q7 資金調達の経験

 私たちは開発系スタートアップには珍しく技術シーズがない状態で起業しています。

　私たちは大学発ベンチャーとしては珍しく技術シーズが未熟な段階で起業しました。そのためバリュエーションが低くなることを懸念し、創業初期におけるエクイティによる資金調達は実施しませんでした。創業初期は金融公庫からの融資と、1つ目のプロダクトであるパーキンソン病のAI症状解析の共同開発費用を運転資金としていました。その後は自治体の補助金により開発を進めており、特に睡眠評価装置の開発は福島県から実用化開発補助金に加えてその他さまざまな支援をいただいています。将来的には資金調達をせずに急成長することは困難であると考えているため、適切な時期に適切な資金を調達できるように準備を進めていきます。

Q8 失敗談と学んだこと

　大前提としてまだ医療機器の開発中ではありますが、開発体制はもっとスムーズに構築できたと思います。医療機器開発では、部品調達、回路設計、機器デザイン、組立といった一般的な製造工程に加え、品質マネジメントや省令などの遵守すべきルールが多く存在します。私たちは医療機器開発の経験がなかったため、多くの人や組織の紹介に頼り、各工程における専門家たちとつながり、開発チームを結成しました。しかし、各社の専門知識や医療機器開発経験にばらつきがあること、紹介を受けたことによる遠慮、プレイヤーの数が多いことが重なり、<u>多くの情報や各社のマイルストーンが整理されていない状況</u>になりました。幸いにも、今回の開発はまだ立ち戻ることが可能なフェーズでしたので、

開発体制を再構築しました。特に、ALAN を最上流に配置することで、スムーズな開発環境を整えることができました。今振り返ると、**多少の違和感があってもそのまま続けてしまい、その違和感が徐々に大きくなる悪循環があった**と感じます。スタートアップとして主体的に意思決定を行うことが重要であり、違和感を覚えたら一度立ち止まることが大切だと気づきました。さらに、スタートアップが取り組むようなプログラム医療機器やクラス 2 以上の医療機器製造に精通している企業は多くありません。また、類似する経験があったとしてもその経験則が正しいとも限りません。私たちが後半から実施している方法ですが、**複数の詳しい人に聞くことが正しい道につながる良い方法**だと思います。「あの人に聞いたから別の人に聞くのは失礼だ」などと遠慮せずに進めていくくらいでちょうど良いです。

Q9 今後のビジョンと目指す社会像

A 睡眠障害は特に日本では軽んじられている傾向にありますが、うつや肥満などの万病の元となります。睡眠に関する市場は多岐にわたっており、軽症の人は自身で解決できる可能性がありますが、私たちは治療が必要な睡眠障害をターゲットとしています。**簡便かつ低コストで使用できる睡眠評価装置を医療機関や民間企業に導入することにより、早期に睡眠障害のある方を見つけだすことを目指しています。**

　私たちは神経と AI に関する領域を得意としており、睡眠以外のプロダクト開発にも着手したいと考えています。その際に、必ずしも根本治療につながる画期的なプロダクトでなくても、患者の QOL 向上につながること重点を置いています。社名の「ALAN」は **ALways, ANywhere** から取りました。患者は医師と常にいられたらより健康になれますが、現実的には困難です。私たちは**テクノロジーによって患者がいつでもどこでも健康を享受できる社会**を目指していて、そのために

必要だと思うプロダクトを多数作っていくことが近道だと考えています。

　また、起業時にもう一つ決めていることは海外展開です。基礎研究では世界初の成果しか論文にならないので基本的に世界基準で考えています。ビジネスになった途端に国内だけにとどまるのは私にとっては違和感があり、何としても海外に通用するプロダクトを開発したいと考えています。ただ、後から気づきましたが仮説検証の回し方が基礎研究とは違うため、ビジネスの方が海外展開のハードルが高いとも感じているのも事実です。

Q10 これから起業する人へのアドバイス

A 　起業は創業者間契約や資金調達、知財戦略など取り返しのつかない失敗となる意思決定が序盤に多いです。専門家にアドバイスをもらうことでこれらのリスクはある程度回避できるので、**自分たちだけで悩まず先輩起業家や専門家に相談してみることをお勧め**します（Facebook や X などで僕に連絡してもらっても構いません）。ただ、いきなり知らない人に相談することは困難だと思いますので、起業家が集まるコミュニティ（例えば加藤先生の Healthcare Startup Salon など）に参加してみるのも良いと思います。私の場合は起業時にこのサロンに入れたことは非常に幸運だったと思います。また、本書の読者には国家資格を持った医療従事者が多いと思います。他の職種に比べ、**もし失敗してゼロになったとしても本業に戻れば良い、くらいの感覚で思い切ってチャレンジしてみてほしい**と思います。

　もしタイムマシンがあるとしたら……、「医療機器開発には正しい順番があるので詳しい人によく聞いてから始めた方が良い」と伝えたいです。

05 近藤 崇弘 株式会社 ALAN

加藤先生からの一言コメント

近藤先生の取り組みは、基礎研究から医療機器開発への転換を果敢に実行した好例です。睡眠評価装置の開発を通じて、研究者としての強みを活かしつつ、製品化の難しさにも真摯に向き合う姿勢は多くの医療系起業家の参考になります。医療機器開発の複雑さを認識し、専門家の知見を積極的に取り入れる柔軟性は、起業家として大切な資質だと感じています。

06
園田 正樹

株式会社グッドバトン
代表取締役 CEO
医師
東京大学医学部産科婦人科学教室

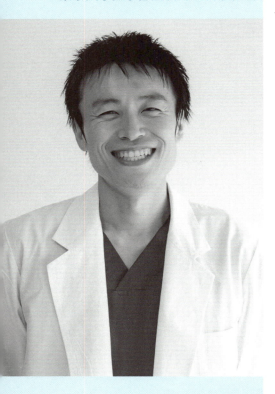

Masaki Sonoda

新潟県糸魚川市出身。佐賀大学医学部卒業。医師16年目の産婦人科医で、東京大学医学部産科婦人科学教室に所属。安心して産み育てられる社会を実現したいという信念を抱き、2017年に起業。2020年4月に病児保育予約サービス「あずかるこちゃん」をリリース。本サービスは2021年2月に横須賀市で導入され、同年4月には大分県と連携協定を締結、10月には大分県内のすべての病児・病後児保育室に導入。現在、249施設12市区2県と契約を結び、少しずつ自治体や施設への導入が進んでいる。

その他、病児保育の調査研究やガイドラインの作成、政策提言などに積極的に取り組んでおり、成育医療等協議会委員や健やか親子21幹事を歴任。

企業プロフィール

創業年	2017年
従業員数	7人（業務委託18人、パートナー企業7社）

東京都中央区築地6-7-11
オープンレジデンシア銀座築地901
https://goodbaton.jp

2017年創業、2023年、"それぞれの子育てを歓迎する社会へ。"というビジョンの実現に向けて、「産む」「育てる」「育つ」が関係するあらゆる支援や人、世代をつなげるバトンになりたいという想いから社名を株式会社グッドバトンに変更（旧社名：Connected Industries）。地域にいる子育て支援の専門家とその支援を受けたい子育て世帯をつなぐべく、主に市区町村が実施する子育て支援事業のDXに取り組む。

現在は、病児保育のDXを通じて紙書類や電話予約といった不便な手続きを解消し、より使いやすい仕組みを継続的に開発、提供している。

2024年10月には2つ目の事業である産後ケア予約サービスをリリース予定。引き続き妊娠期からの切れ目ない支援の実現を目指す。

産婦人科医から社会起業家へ、子育て支援 DX で社会を変える

Q1 起業前の経歴と起業のきっかけ

A 私は**産婦人科医として多忙な周産期センターで働きながら、新しい仕組みを率先して導入**することに力を注ぎました。例えば、帝王切開術の縦切開を横切開に変更することで患者の負担を軽減したり、先天性風疹症候群が流行した際には、妊娠中に接種できない風疹ワクチンを産後に接種してから退院してもらうことで次回妊娠時の風疹予防ができる体制を整えたりしました。また、虐待のリスクが高い社会的ハイリスク妊婦を多く受け入れる病院にも勤務し、より子育てに課題を抱えやすい方を支援する診療に関わり、研究を行っていました。このまま一生臨床医として勤務するつもりでいましたが、教授の勧めで公衆衛生大学院に進学しました。そこで、**病院の中で患者を待つのではなく自らが外に出て社会にアプローチする、というやり方があることに感銘**を受けました。

起業のきっかけは大学院時代、**子育て中の母親たちにヒアリングを行**った際、風邪をひいた**子どもの看病で頻繁に仕事を休まざるを得ず、それによって職場からの評価や待遇が下がったり、同僚への申し訳なさから退職したりしたという話を聞いた**ことから始まります。同時に、急な病気の子どもを一時保育する病児保育という事業が解決策となり得ることも発見しましたが、その低い利便性と認知不足が課題であると知り、解決を目指すため起業に至りました。

Q2 提供しているサービスの概要とその着想

A 私たちが提供しているのは、<u>病児保育</u>ネット予約サービス「あずかるこちゃん」です（図1）。これは、<u>近隣の病児保育施設の空き状況を確認し、予約するまでがネットで行えるサービス</u>です。

そもそも病児保育は、市区町村事業として医療機関や保育園が委託を受けて実施しています。これらの施設は一般的にDXが遅れているという背景から、紙書類や電話という利便性の低い方法で運用されていました。私は全国約70施設を訪問して現場のオペレーションを確認し、保護者と施設双方にとって利便性の高い仕組みを提供できるよう、3年をかけて開発を行いました。現在も改善や新機能の追加を続けています。

株式会社グッドバトンは前述のとおり、こうした<u>病児保育の課題解決</u>

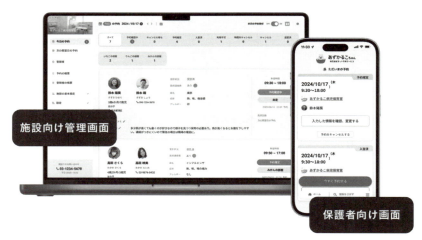

図1 病児保育ネット予約サービス「あずかるこちゃん」
「あずかるこちゃん」はブラウザーからアクセスできる、ダウンロード不要のサービスです。

を目指して創業しました。これまで約7年間にわたり病児保育一筋で事業を展開してきましたが、このたび8期目を迎えるにあたり、2つ目の事業として産後ケアネット予約サービスをリリースする予定です。これは妊娠期からの切れ目ない支援を実現するという構想によるものです。

Q3 ビジネスモデルと収益化戦略

A あずかるこちゃんのビジネスモデルは、**病児保育施設、委託元である市区町村、取りまとめを行う都道府県の3者から導入費用やシステム利用料をいただく**形で、**ユーザーである保護者は無料で利用**できます。システム利用料は毎月入ってくるため、解約がなければ長期的に安定した収益を上げられます。また、導入施設が増えるほどに売上も増える仕組みです。

現在、閉室以外の理由での解約はほとんどなく、新規導入の施設数は増加しています。よいサービスを提供できている証左だと嬉しく思っています。同時にあずかるこちゃんをお使いいただいている方々からのフィードバックを得ることで機能改善も続けています。将来的には、委託元である市区町村との契約を増やして市内全施設の空き状況確認と予約ができるようになること、さらに紙書類もすべてなくすことを目指しつつ、**ユーザー体験をよりよくしていきたい**と考えています。

Q4 競合との差別化ポイント

A 同じような病児保育のネット予約サービスを提供している企業は少ないですが、存在しています。私が起業したときは、病児保育に対応したネット予約のサービスは1つだけありました。しかし、そのシステムは病児保育のためのサービスというよりは診療予約システムがメインで、病児保育の予約はあくまでもオプション機能といった立ち位

置のものでした。そのため利便性が高くなく、すべての病児保育施設での導入は難しいと感じました。

そこで、**すべての病児保育施設が使いやすい、病児保育事業に特化したプラットフォームの構築は非常に価値がある**と考えました。現在、あずかるこちゃんの導入施設は 230 施設と業界としては後発ながら 1 番手となっています。2 番手が 30 施設台、3 番手は 20 施設台であることからも、私たちが現場の課題解決に貢献できていることが示せていると考えています。

Q5　起業後の現実と当初の想定とのギャップ

A　思っていた通りだったのは、**病児保育が子どもを持つ保護者にとって本当に大切な事業であること**。にもかかわらず、保護者の多くがその価値を知らないまま子育ての大変な時期を過ごしていくこと。そして、病児保育が紙書類や電話予約を主流にしていて非常に使いづらいことです。これらの課題を解決すべく、あずかるこちゃんで日々ユーザーのみなさまとコミュニケーションを取りながら機能改善をしています。

一方、想定外だったのは、私が医師としての勤務経験しかなく、**新規事業を立ち上げプロダクトを開発するという知見が一切なかったために時間と苦労を重ねてきた**ことです。プロダクト開発にはそれほど時間がかかると思っていなかったのですが、実際には約 3 年の時間を必要としました。

Q6　チームビルディングと採用戦略

A　実はあずかるこちゃんの売上が立ってきた 6 年目まで、従業員はほとんどいませんでした。理由は、人件費を固定費化することは

経営上のリスクと考えていたためです。

　売上が安定するとともに社員の採用を進めました。今は社員の力に本当に感謝している毎日です。組織づくりを大切に考え、もっと早く実施すべきだったと反省しています。その一方で、弊社のように株式による資金調達をしていないスタートアップが、**業務委託メンバーやパートナー企業の力を組み合わせてPoC（サービスや製品のアイディアや技術が実現可能かを確認する一連の検証作業）までをスピーディかつクオリティ高く進めることは理にかなっている**と今でも思っています。

　エンジニアの正社員は、創業7年目である2024年の4月と5月に1人目、2人目のエンジニアが採用できました。IT企業としては異例の遅さだと思います。1人目のエンジニアは、あずかるこちゃんが導入された自治体に住んでおり、病児保育の利用体験があまりに悪いことを実感していた方でした。どうしても病児保育を利用せざるを得ない状況であずかるこちゃんに触れ、サービスに感激し直接問い合わせをしてきてくれました。

　2人目のエンジニアは、パートナー企業から独立されることを聞き、同じスタートアップをするのであればまずスタートアップでの勤務経験があった方がいいのではないかと私が提案し、ジョインしてくれました。

Q7　資金調達の経験

　株式による資金調達はしておらず、**銀行からの融資、助成金、自己資金で運営**をしています。そもそも私は、子どもが風邪などの軽い病気を繰り返すことで保護者、特に母親が仕事を辞めざるを得ない現状は絶対におかしい、解決したいという想いで起業しており、急速にビジネスを成長させることに対する欲はあまりありませんでした。株式による資金調達を検討したこともちろんありますが、病児保育事業のDXによる売上だけではIPOストーリーが描けませんでした。加えて、

株式による資金調達で目的がIPOやM&Aにすり替わってしまい、事業を急いだり、より売上が立つような事業へ方針転換を迫られたりする可能性があるのは大きなリスクだと考えました。さらに、株式での調達は後戻りできないため、十分な知識やチームが整う前に行うのは時期尚早だとも考えています。それでは「なぜ株式会社として起業したのか？」と疑問に思われる方もいるかもしれません。株式での調達が当初の選択肢にあったことはもちろんですが、大きな理由は、経済的価値（利益の獲得）と社会的価値（社会課題の解決）は両立し、だからこそ持続可能なのだと信じているためです。とはいえ、今後やりたい事業の構想がいくつかありますので、状況に応じて資金調達の選択肢は広く持っておきたいです。その意味でも、**株式会社という法人形態を選択したことは正解**だったと考えています。

Q8 失敗談と学んだこと

A スタートアップにおいて失敗ということはなく、すべて成功までの学びだと思っています。その前提を踏まえた上での回答になりますが、創業時、知見がほとんどない状態にもかかわらず、課題解決を急ぐあまり最優先事項をプロダクト開発に据えてしまいました。つまり、組織づくりを後回しにしてシステム開発をパートナー企業に外注したのです。その結果、最初のパートナー企業とは**プロダクトを完成できず、お金と時間がたちまちなくなって**しまいました。続いて外注した2つ目の開発チームも、アルファ版のリリースを経てベータ版の開発途中までは進みましたが、その先のプロダクトやエンジニアの質を評価することが私にはできず、素人の感覚から開発が順調でないという違和感を抱きました。そこで**知人に声をかけて状況やプロダクトを評価してもらい、チームの再編成**に至りました。最終的には、知人の紹介で知り合ったエンジニアを中心とした業務委託の開発チームを作ることで、現在のあず

かるこちゃんのプロダクトが完成しました。これらの経験は失敗とも言えますし、プロダクト開発の基本的なインプットや病児保育事業への理解を一段階深めることができた点ではよかったことだとも言えます。

そして、今年（2024年）4月、5月にエンジニアの正社員が2人入ることで、さらにサービスの課題解決に取り組むことができています。今まで関わっていただいた方々はもちろん、現在のチームにいる優秀な方のアウトプットは比較にならない価値があります。そして、こうした**優秀なメンバーでチームを作ること、彼ら彼女らがより高いパフォーマンスを出す組織づくりが本当に大切**であることを学びました（図2）。

今後のビジョンと目指す社会像

 これまで同様に、**自治体が提供する子育て支援事業のDX**にも取り組んでいくつもりです。病児保育事業の課題解決から始まった

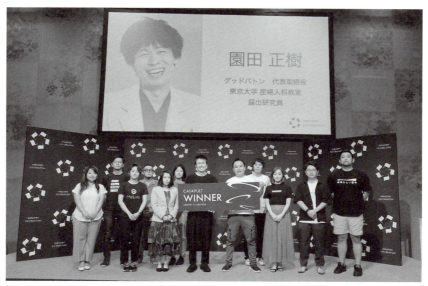

図2 ICCサミット「ソーシャルグッド・カタパルト」で優勝

あずかるこちゃんは、第2の領域として今、**産後ケア事業の予約サービス**に取り組んでいます。自治体が提供する子育て支援事業は、専門家が取り組んでおり、質が高く、それでいて安価なのが特徴です。しかしさまざまな理由で利用しづらく、必要としているはずの人に届いていません。そこで、利用者のアクセスを改善してより多くの方に届けることを目指しています。

当社のビジョンは「それぞれの子育てを歓迎する社会へ。」です。これは、どんな状況にある方も安心して産み育てられる社会を意味し、そのためには社会全体で子育てができる仕組みや、人それぞれの考えが尊重され、**選択肢の中から自分らしく選び取れる状況を作ることが必要**だと考えています。

Q10 これから起業する人へのアドバイス

A 起業は本当に大変です。ただし、**震えるほど感激する瞬間**があります。ですので、挑戦しようとする方にはお勧めしますし、心から応援します。私は、サービスをリリースするまで約3年かかり、その間、多くの施設の方々にご迷惑をかけてきました。「来月お届けできると思っています」と言いつつ、何度も頭を下げました。サービスを待ってくれている方々の約束を守れなかった。それが私の最初の3年間でしたし、とても苦しい日々でした。ただ、そんな苦境の中でも、クラウドファンディングで1,000万円以上の支援をいただいたり（図3）、「頑張れ！」とあたたかい声をかけてくれる方々がいました。

病児保育事業に関わる方々は、子どもと保護者への思いを持って事業に取り組まれています。幸せだったのは、こうした素晴らしい人たちと出会い、一緒に働けたことです。その方々に価値を届け、施設や利用者の方々が喜んでくれる。起業して本当によかった、今までの苦しい時間が報われたと感じる瞬間でした。すべてのことは失敗ではなく学びだとい

06 園田 正樹　株式会社グッドバトン

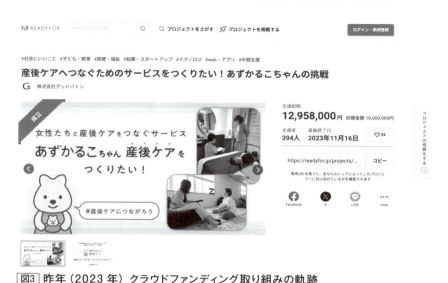

図3　昨年（2023年）クラウドファンディング取り組みの軌跡

うマインドで、事業に取り組んでもらえればと思います。

　起業する前の自分にメッセージを送るとすれば、「できるだけ多くの人に会って、いろいろな話を聞き、自分の選択肢を増やしたり知見を増やすことに注力してほしい」ですね。私は課題の解決策が明確だったので、早く作って届けたいという思いが先行してしまうあまり、知見を広げるという部分をおろそかにしたのだと思っています。**多くの人に自分の考えや熱い思いをぶつけて、反応を得て、そしてまた自分が内省する、この繰り返しを**ぜひしてほしい、とアドバイスしたいです。

加藤先生からの一言コメント

園田先生の取り組みは、臨床経験から社会課題の解決へと視野を広げた素晴らしい例です。病児保育のDXという具体的なニーズに応え、着実に事業を成長させる姿勢は多くの起業家の参考になります。資金調達や組織づくりに慎重なアプローチを取りつつ、社会的価値と経済的価値の両立を目指す姿勢は、持続可能な社会起業のモデルとして注目に値します。

1章 医師の起業ケース　161

07 髙木 俊介

株式会社 CROSS SYNC
代表取締役
横浜市立大学附属病院
集中治療部部長・准教授

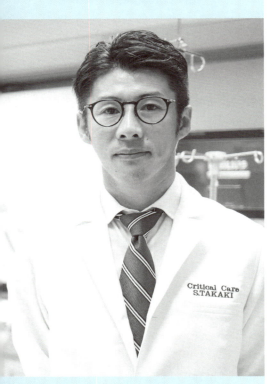

Shunsuke Takaki

2002年	横浜市立大学 医学部卒業
2010年	マレーシア国立循環器病センター勤務
2011年	シドニー プリンスオブウェールズ 研究員
2012年	横浜市立大学附属病院 集中治療部
2018年	同部署 部長・准教授
2019年	株式会社 CROSS SYNC 設立
2021年	横浜市立大学MBAコース 経営学修士取得

企業プロフィール

創業年	2019年
従業員数	13人
住所	神奈川県横浜市金沢区福浦3-9 横浜市立大学 福浦キャンパス 臨床研究棟A507室

https://cross-sync.co.jp/contactus/

2019年	横浜市立大学にてCROSS SYNC 設立
2021年	シリーズA1 1.5億円 資金調達
2023年	シリーズA2 5.1億円 資金調達
2024年	iBSEN DX 医療機器認証を受けて上市

絶え間なく見守る環境で防ぎ得た死を0に！遠隔医療とAIを組み合わせて「医療の今を変える」挑戦

Q1 起業前の経歴と起業のきっかけ

A　研修医時に経験した急変をきっかけとして、救急・集中治療の道を選択しました。麻酔、救急、集中治療で6年ほど研鑽し、その後、マレーシアで1年間心臓麻酔漬けの日々を過ごし、翌年にオーストラリアでデータ収集をしながら臨床研究をしていました。2012年に帰国後、集中治療の臨床と研究を行っていました。2016年頃に集中治療における遠隔医療について取り組んでみないかと教授から誘われ、アメリカの遠隔医療センターを見学して衝撃を受けました。**複数の集中治療室を連携して、中央のセンターで一括管理するという効率的な仕組みにより、医療の標準化を普及**しているのが革新的だと思い日本への導入を決意しました。日本で導入するには、AIを導入して効率的にコストをかけずに行う必要があると考えました。そこから、20ほどの研究費に申請をして、少額ですが研究費を取得することができてAIトリアージシステムのプロトタイプを構築しました。AIトリアージシステムの事業化を目指して、企業と共同研究を試みましたが、言語や価値観を合わせることができず事業化に進めなかったため、自分の思想が入った製品を作ってみたいと考え、深く事業計画なども立てずに起業をしました。

Q2 提供しているサービスの概要とその着想

A　遠隔地の重症病床や院内にいる重症患者のモニタリングと診療支援をすることを目的として、**医療機関に対して生体看視アプリケ**

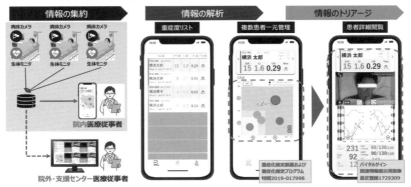

図1 生体看視アプリケーション「iBSEN DX」

ーションの導入と運用支援のサービスを提供しています。

　急性期医療において重症患者に対して、現在では医療従事者が全身観察、患者背景、検査結果などの情報をもとに、急変していることを判断し、医療従事者が治療を行っています。

　しかし、医療従事者のマニュアルでの監視と判断には限界があり、予期せぬ急変や見逃しは常に生じているので、重症患者を絶え間なく見守り、急変を察知して、医療従事者間で情報共有していくことが必要と考えました。

　これを医療機器として社会実装していくために、CROSS SYNC を立ち上げました。CROSS SYNC では複数患者のバイタルデータと患者画像データを収集し、重症度のスコアリングを自動化して、医療従事者に伝えるための医療機器プログラム iBSEN DX（イプセン ディーエックス）を開発しています（図1）。

Q3 ビジネスモデルと収益化戦略

A 病院への導入に際してのシステム導入の費用と、システム保守と運用支援に対するサービス料を病院から頂くことで収益を上げようとしています。

　本邦では、急性期医療において高齢化による重症患者の増加と医療従事者のリソース不足が課題となっています。さらには、働き方改革が始まるため、重症患者が多くいる急性期の病床における夜間帯の勤務に関しても改善が求められています。

　そのような背景から、令和6年度より特定集中治療室遠隔支援加算が保険収載されました。

　今後、各地域の大学病院等の教育機関が中心となって、遠隔集中治療に取り組むことが想定され、その際に、**当社が開発したシステムを用いて保険収載化された運用を行うことで持続可能な取り組みになる**と考えています。遠隔医療は今後も発展していくことが想定されるので、遠隔診療におけるシステム導入と運用改善を行うリーディングカンパニーとして活動を続けていきます。

Q4 競合との差別化ポイント

A 私がベンチマーキングにした企業は遠隔ICUのシステムを海外で販売しているPHILIPSになります。PHILIPSが遠隔ICUの販売と導入・運用改善のサービスに取り組んでいることを知り、私もこのようなサービス、システムを作りたいと思いました。

　エンジニアでもなく、医療機器を作ったこともないため、無謀にも「私でもやれる」というか「やりたい」と思って事業を始めました。

　他にも遠隔と急性期医療に取り組んでいる企業は幾つかありますが、

システム開発という点では競業会社となるのはPHILIPSやGE Healthcareとなります。

今思えば、**やれるという確信は一切ありませんでしたが、「やってやる」**というくらいの思いで始めています。

Q5 起業後の現実と当初の想定とのギャップ

起業をしてから、「こんなの自分たちでやれるの？」ということがたくさんありましたが、着実に進んでいると実感しています。

思っていた通りだったことは、**ベンチャー、スタートアップなどは熱量が重要である**ということです。個人の集まりが組織であり、個々の熱量の組み合わせが組織を作っていくと思っています。起業は何が何でもやり遂げるという熱量が必要であると思っていた点は、正にその通りだと思います。

思っていたことと違う点は、起業前はベンチャー企業、スタートアップはキラキラしていて、華やかで楽しそうという印象でしたが、**始めてみると、とにかく泥臭く、動き回り、トライアンドエラーをし続ける必要がある**ということを知りました。

常に事業のことが気になり、「もっと効率的にするには？」「もっと質を上げる仕組みにするには？」「もっと大きく普及していくには？」ということを試行錯誤しながら常に頭から事業のことが離れません。

試行錯誤しながら、進めていくと課題と解決策という道ができるので、0からスタートするときはいつか辿り着ければよいくらいの感覚で始めるのが重要と思っています。

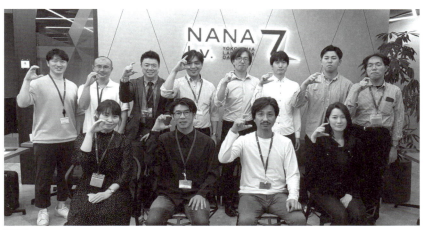

図2 CROSS SYNC メンバー集合写真（みなとみらいオフィスにて）

Q6 チームビルディングと採用戦略

A　エンジニアも他の職種も含めて、レファラルでの採用と人材紹介会社を通じての採用とを並行して行っています。どちらもメリット、デメリットがあるので、**事業との相性、周囲のメンバーとの相性、自身のキャリアの考え方などがあり、働いてもらわないと分からない**と思います。

　実際に当社も人の出入りは一定数あり、起業してから4周ほどメンバーが入れ替わった感覚があります。事業が進むにつれて、ジョブディスクリプションにフィットした人材が応募してくれている印象があり、**事業が回り出すことと人材確保は相関していく**印象があります（図2）。

Q7 資金調達の経験

A 資金調達はシリーズ A1 として、2021 年 2 月に 1.5 億円、シリーズ A2 として、2023 年 8 月に 5.1 億円の資金調達を実施しました。現在もシリーズ B の資金調達準備中であり、資金調達は常に大変だなと感じています。今まで病院で働いている際は法人が潰れてしまう心配をしてこなかったので、資金の尽きることを考える機会はありませんでした。**立ち上げたばかりの医療系ベンチャー企業では、売り上げが安定することはないため開発費用や営業費用などを外部資金で賄う必要があります**。リード投資家が決まるまで資金がショートするリスクと、事業を進めなければいけないという計画遂行の中で緊張感を持ちながら日々動いています。

実際の資金調達はシリーズ A1、A2 ではストーリーで勝負という感はありました。**「こうした世界を作りたい」「医療の今を変える」という思いだけで、投資家を説得してきました**。シリーズ A1 の投資をしてくれることになったリード投資家の担当者は、当直明けで学会のプレゼン資料を持って訪問してきた私を見て、「これは何とかしてあげないといけない」と思ってくれたそうです。そこから、担当者たちが事業計画を一緒に作ってくれて、投資会議を通過するまで伴走してくれました。

ブレない思いを大事にしつつ、資金調達は How の部分のため、助けてくれる人を探すのが重要だと思っています。

Q8 失敗談と学んだこと

A 細かい失敗という点では、しています。新しく運用ルールを決めていく必要があり、その都度、規則、運用方法などを修正しながら進んでいる段階です。

事業の面では特に方向性をシンプルにすることを心がけています。起業をしてから、いろいろな課題を見つけて、それを解決するためアイデアを出そうとしてしまい、自分たちがやるべきことは何であるかを見失いそうなことがよくありました。その都度、みんなで意識合わせをして方向修正をしていくということをしています。これもベンチャーならではのトライアンドエラーなので細かい失敗の一つだと思っています。

　大きな失敗という点では、リード投資家、既存投資家との調整がうまくいかず出資に進めなくて、資金がショートするという事態になりました。今となれば、**投資家の考えをもっと見抜いて、早い段階で対応するべきだった**のかなと思いますが、その当時には私には先方の考えを見抜けなかったので、これも良い経験だと思います。

Q9 今後のビジョンと目指す社会像

A　私たちは ICU Anywhere というビジョンを掲げています。どのような場所でも集中治療室（ICU）並みの医療環境を提供することで、「防ぎ得た死を0にする」という世界にしていくことを考えています。

　高齢化に伴い重症患者は ICU を退室した後も、リハビリ、介護などにも多くの方が移行していきます。ICU のように医療従事者の人手が多いところだけではなく、一般病棟、慢性期、介護施設、災害現場などへ事業領域を拡大していきたいと考えています。

　患者のケアをする場所が移動することに伴い、情報が切れてしまっているのを、患者に紐づいた情報管理をしていきたい。外来、処置、集中治療、病棟、在宅といった一連の流れを全て一元化した情報として医療従事者や患者、患者家族が共有していくことで、より良い医療を提供できる世界になると信じています。

Q10 これから起業する人へのアドバイス

起業をいつかしたいと思っているなら、**すぐに始めることが重要**だと思っています。

　起業すること自体は登記料、その他、それほどの費用がかかることではありません。必要なのは熱量と時間を割いて、没頭することです。起業したことで、自分の中での覚悟ができていき、24時間事業のことだけを考える環境設計につながります。**動き出すことで、やらないといけないことが出てくるので、まずは起業を考えているなら登記をしてみる**のが良いと思います。

　その上で、ダメだったら辞めればよいので、コストをあまりかけずに有志のメンバーでリーンスタートをすることが重要だと思います。

　もし、私がタイムマシンで起業前の自分にメッセージをするとしたら、**「もっと勉強しろよ」**です。起業してから初期の段階ではアクセラレーションプログラムなどに参加して、事業計画の作成を試みていました。ただ、私自身は本業の集中治療部の仕事もやりながらの起業であったため、急いで事業を進めないと生きていけないという危機感は少なかったため、事業に没頭して必死に考えるということが足りていなかったのが正直なところです。

　起業して数年後に経営のことをもっと知りたいと思い、MBAコースに通いました。そこでの勉強により、組織論、意思決定理論、リーダーシップ論など事業に役に立つ知識と経験がつながった感覚があります。これがもう数年早くから事業に没頭して、事業のことだけを考えて勉強していたら、もっとスピード感を持って事業が進んでいたのではと感じています。

07　髙木 俊介　株式会社 CROSS SYNC

―― 加藤先生からの一言コメント ――

髙木先生の取り組みは、臨床経験から得た課題意識を遠隔医療とAIの融合で解決しようとする意欲的な挑戦です。資金調達や組織づくりの苦労を率直に語られる点は、起業を志す方々にとってとても参考になります。「ICU Anywhere」というビジョンの実現に向けた今後の展開が楽しみです。

1章 医師の起業ケース　171

08

田村 雄一

株式会社カルディオインテリジェンス
代表取締役 CEO
国際医療福祉大学医学部
循環器内科学 教授

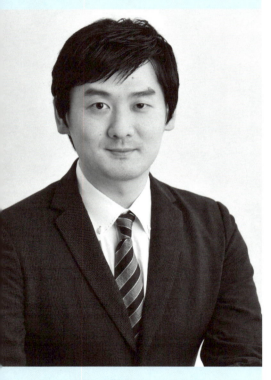

- ◆ 欧州心臓病学会フェロー（FESC）
- ◆ 日本循環器学会専門医
- ◆ 日本内科学会総合内科専門医
- ◆ 日本心臓病学会フェロー（FJCC）
- ◆ 日本医学教育学会医学教育専門家
- ◆ 日本医師会認定産業医
- ◆ 日本心臓リハビリテーション学会指導士

Yuichi Tamura

2004年3月	慶應義塾大学医学部卒業
2004年4月	社会福祉法人三井記念病院（臨床研修）
2010年3月	慶應義塾大学大学院博士課程大学院修了
2014年6月	パリ大学国立肺高血圧症センターポストドクトラルフェロー
2017年4月	国際医療福祉大学医学部循環器内科学 兼 医学教育統括センター 准教授
2019年10月～	㈱カルディオインテリジェンス代表取締役CEO
2021年1月～	国際医療福祉大学医学部循環器内科学 兼 医学教育統括センター 教授
2021年4月～	国際医療福祉大学大学院保健医療学専攻医療機器イノベーション分野 教授（兼任）

企業プロフィール

創業年	2019年
従業員数	24人
住所	東京都港区東麻布1丁目25番5号 VORT麻布イースト2階

https://www.cardio-i.com/

2019年6月	第二種医療機器製造販売業、医療機器製造業を取得
2019年10月	本社を東京都港区東麻布2丁目35番1号として創業
2020年8月	3千5百万円のシードラウンド資金調達を実施
2021年2月	1億4千万円のプレシリーズA資金調達を実施
2022年4月	「長時間心電図解析ソフトウェア SmartRobin AIシリーズ」を販売開始
2022年5月	本社を東京都港区東麻布1丁目25番5号に移転
2022年6月	高度管理医療機器等販売業・貸与業を取得
2022年8月	4億3千万円のシリーズA資金調達を実施
2022年11月	2億円のシリーズA追加資金調達を実施
2023年5月	ISMS国際規格 ISO 27001を取得
2024年3月	追加資金調達を実施

医療現場をDX！ AIを活用した長時間心電図解析の自動化で疾病早期発見と業務効率化に貢献

Q1 起業前の経歴と起業のきっかけ

A 元々私は循環器専門医で、大学病院で臨床・研究・教育を行っていました。循環器病の中でも私が専門とする肺高血圧症という難病は、専門医が少なくアクセスが悪いことからオンライン診療の有用性に着目し、ICT（Information and Communications Technology）を活用した診療の効率化を試みてきました。しかし実際は、最終的には人が介入しなければならない状況で、それではいずれマンパワーに限界が訪れます。オンライン診療は一つのツールとしては役立ちますが、それだけでは本当の医療アクセスの適切な改善にはつながりません。トータルでみて医療従事者の業務負担を減らすことのできるシステム作りも必要だと気づきました。臨床で行われる検査は様々ありますが、特に作業負担の大きい長時間心電図検査の自動化・AI化を目標に、研究を始めました。その研究成果を世に届けるため様々な選択肢を検討しましたが、従来の医療機器メーカーの枠組みでは社会実装するのが難しいと感じ、自身で起業したほうがより早く製品を世に届けられると思い、起業に至りました。

Q2 提供しているサービスの概要とその着想

現在、我々が提供しているのは、**AIを活用して長時間心電図を効率的に読影するソフトウェアソリューションサービス**です。長時間心電図検査はふだん私たちが健康診断等で行う数秒間の心電図検査とは異なり、短くても24時間、最近では1週間や2週間といった長時

心房細動の検査方法

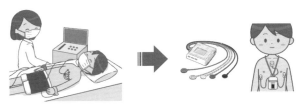

図1 心房細動の検査方法

間にわたって心電図を計測します（図1）。それを医師や臨床検査技師が解析装置を使いつつ、一つひとつの波形を目で見て読影していくのですが、私が医師になってからの20年間、この方法はまったく変わっていません。例えば、24時間分の心電図を技師さんが読影すると数時間、少なくとも30分以上は時間がかかりますし、それが1週間分や2週間分となると膨大な時間をその作業に費やすことになります。一方で、心電図は長時間計測すればするほど、心房細動をはじめとした不整脈が見つかると言われていますので、その臨床的ニーズは高まっています。このように臨床現場ではDX（デジタルトランスフォーメーション）化がまったく進まず、ニーズとリソースの乖離が大きいことに、課題を感じていました。このような現場の課題と臨床的意義のギャップを埋めることを最初のターゲットとして、製品・サービス化を検討しました。

Q3 ビジネスモデルと収益化戦略

A 長時間心電図検査は保険診療で1検査あたり（8時間を超えた場合）1,750点（17,500円）が付いていますので、病院としてはそれなりの金額を請求できます。一方で、心電図を長時間測定すればするほど臨床的意義は高いですが、それだけ技師さんのマンパワーや人件費が必要になってきます。我々のサービスを活用すれば、それを軽減することができます。具体的には、これまで**24時間分の心電図の読影**に30分～数時間かかっていたのが、**AIを活用すれば3分程度**で済みます（図2）。ですので、病院としては臨床現場の業務改善だけでなく経営的な改善効果も得られる、そういった目線から我々のサービスを使っていただきやすいのではと考えています。また一度ご使用いただくと、従来人力で行っていた作業に戻ることは現実的に難しくなりますので、長期的に利用され得るサービスモデルになっています。

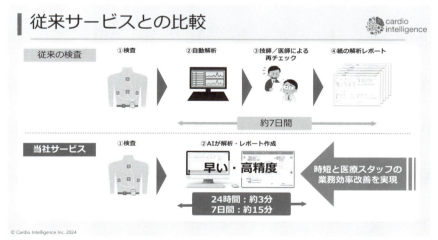

図2 従来のサービスとの比較

Q4 競合との差別化ポイント

A 心電図検査の読影を代行している会社は、数十社あるようです。しかし、それらも人力での作業を受注しているだけですので、どうしてもマンパワーに限界があります。ですので、**読影システム自体の効率化**は我々にしかできないと思っています。さらにディープラーニングを活用することで、**心房細動をはじめとする不整脈の検出を高精度に行える**というエビデンスも得ることができました。一方で、従来の解析機器はこの 20 年間、大きなブレイクスルーがなかったことを現場で見てきましたので、そういった点で十分競争力を発揮できると思いました。

Q5 起業後の現実と当初の想定とのギャップ

A 個人的には、**シーズを自分たちで作るところから製品を世の中に届けるところまで、全ての過程に関わることができている**のは良い経験になっていますし、こういった経験ができている医師は少ないと思います。一方で、"ディープテック"と言われるヘルスケア産業の中で今まで世になかった技術を世に届けるには、どうしてもコストがかかりますし、そのために資金調達を行って会社を軌道に乗せていかなければなりません。実際に製品が出来上がり上市するとなった時、投資家さんからは、それがどれくらいの方に使っていただけて、どれくらいの売り上げにつながるのか、ヘルスケア産業ではなく他の産業との比較として見られることがあります。また我々は創業からわずか 2 年ほどで製品を上市しましたので、スピード感という点では高く評価いただいていますが、製品を上市した後の製品の市場価値・現場からの評価については常に投資家目線で厳しく評価をいただいています。このような点で、資金調達がすごく難しく感じることもありました。

Q6 チームビルディングと採用戦略

A 我々の開発チームはCTOの高田を中心としたエンジニアで構成されています。創業当時から大学と共同研究を始めたこともあり、その大学の卒業生が多くジョインしてくれています。彼らは社内の中では若手で、AIのような新しい技術に対する関心が高く、自分たちが作ったもののフィードバックを直に見たいという志を持ったメンバーです。また創業メンバーは以前からの知り合いが集まった形になっていますが、それ以降にジョインしてくれたメンバーに関しては、知り合いの場合もあれば、エージェントや求人サイトからの応募で入社いただくケースもあります。

Q7 資金調達の経験

A 大きな資金調達は今まで計4回実施してきましたが、シード・アーリー・シリーズAと各ラウンドによって会社に求められる評価軸が変わってきます。**今の会社のステージではどういう目標や成果が求められているか**、**都度変化していく投資家さんの目線に我々がどうキャッチアップしていくか**、それを考えて実行に移すのが大変だと感じています。また、さまざまな投資家さんとお話しさせていただく中で、たとえ投資に至らなくても、「このラウンドではこういったことが求められているのか」という気づきを得て、修正していくということがとても大事だと思っています。投資家さんとの出会いは、ピッチなどに出てつながる場合もありますし、既存の投資家さんからご紹介いただくこともあります。

Q8 失敗談と学んだこと

A 製品を早く世に出すということは、良い点と悪い点があると感じています。例えば革新的な製品・サービスは、比較的未熟な状態で上市され、顧客の意見やフィードバックをもらいながら改善されていくのが、<u>SaaS（Software as a Service）型サービス</u>の定石だと思っています。我々も同様に、医療機器としての信頼性を担保しつつ、創業後早い段階で製品・サービスを上市していますので、その点は良い点として評価いただけています。一方で、**製品・サービスを上市する前と後では投資家さんからの評価は全く異なってきます**。上市前は期待値や想定される市場規模を基準に評価されますが、上市後は純粋にどれだけの方に使用いただけているか、どれだけ売り上げがあがっているかが問われます。なので、今であれば、正式な上市の前に、資金調達計画の中でPMF（プロダクトマーケットフィット）が得られるかを共同研究などで検証した上で、資金調達をして上市するという戦略もとれたかもしれないと思っています。

Q9 今後のビジョンと目指す社会像

A SaaS 型の AI 医療機器をすでに多くの医療機関で使用いただいていることが、我々の最大の財産であり、強みになっていると思います。現在は、**診断支援を目的に製品の最大の強みである不整脈の検出に特化**していますが、今後は病気の幅を広げていったり、検査の種類を広げていったり、そのようなことを可能性として考えています。このように一つの検査軸ではなく、複数の検査軸で評価することができるようになれば、早期に、かつより詳細な診療支援につながると思います。

Q10 これから起業する人へのアドバイス

挑戦する気概を持つ方には、年齢や立場を問わず是非チャレンジしてほしいと思います！ 一方で、これは私自身へのメッセージでもありますが、作った製品やサービスが実際に現場で使われるのかどうか、それはシーズの良さだけで決まるものではなく、製品・サービスがどういった現場・シチュエーションで、どのように使われるか、それによってどのような効果が得られるのかが、精緻になっている必要があります。もちろん製品・サービスを作った後でもよいですが、そういったことを高い解像度で、具体的にしっかり議論していれば、上市後はすごく楽になると思います。

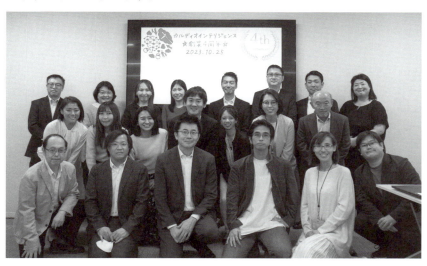

加藤先生からの一言コメント

田村先生の取り組みは、臨床現場の課題を AI で解決する先進的な挑戦だと考えています。長時間心電図解析の自動化は、医療の質向上と効率化の好例です。早期上市と段階的改善の戦略、資金調達の苦労を率直に語る点は、起業を志す方々に貴重な示唆となると思います。

09
辻 裕介

PharmaX 株式会社
代表取締役
医師

Yusuke Tsuji

2018年3月	順天堂大学医学部医学科卒業
2018年4月	順天堂大学医学部附属順天堂医院初期臨床研修医
2018年12月	MINX株式会社（現PharmaX株式会社）設立

企業プロフィール

創業年	2018年
従業員数	25人
住所	東京都文京区本郷5丁目25－18 ハイテク本郷ビル102

https://www.pharma-x.co.jp/

2018年12月	MINX株式会社（現PharmaX株式会社）設立
2019年7月	オンライン薬局『YOJO』サービス開始
2022年9月	PharmaX株式会社へ商号変更
2023年7月	事業拡大に伴い東京都文京区にオフィス移転
2024年8月	YOJOクリニック開始

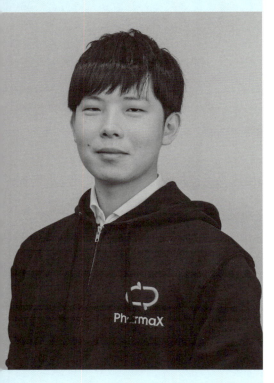

生成AIを活用した
かかりつけ医療ブランド『YOJO』

Q1　起業前の経歴と起業のきっかけ

A　高校時代に患者の闘病ブログを読んだことが、医学部進学のきっかけです。大学1年の冬、**医療ビジネスコンテストで優勝し、医療とITの融合分野に人生をささげると決意**しました。その後、医療系学生向けコワーキングスペースの運営や学生団体の代表を務めることで、リーダーシップを発揮する機会に恵まれました。

特に印象深かったのは**スタートアップでのインターン経験**です。**起業家たちの情熱と強いリーダーシップを目の当たりにし**、社会に価値を提供できる事業を生み出す夢を抱くようになりました。

創業者兼エンジニアリング責任者との出会いも大きな転機です。毎週のように起業アイデアを議論し、お互いのビジョンを共有する中で起業への思いは一層強まりました。

医学部卒業後、MD-PhDプログラムという研修医と大学院を両立する取り組みをしていましたが、医療とITを融合させて患者体験を改善したいという思いが強まり、最終的に研修医を中断し、**医療現場で感じた課題をテクノロジーの力で解決したいとの思いで起業の道**を選びました。

Q2　提供しているサービスの概要とその着想

　PharmaXは、**生成AIを活用して患者満足度世界一を目指す**スタートアップです。現在、**かかりつけ医療ブランド『YOJO』**を

提供しています。**月経不順や更年期症状など、病院に行くほどではないが日常生活に支障をきたす症状を抱える人々が、LINEで医療者と気軽に相談し、自分に合った薬**を受け取れます。現在、『YOJO薬局（オンライン漢方）』と『YOJOクリニック（オンライン診療）』という2つのサービスを展開しています。

　『YOJO』の着想は、**大学病院での不定愁訴の女性患者との出会いから**生まれました。多数の病院で診察を断られた彼女の心の痛みや不安は、科学的ガイドラインに沿ったアプローチだけでは寄り添えないと感じました。そこで、私は「診察」をやめ、一個人として「対話」をしたところ彼女に笑顔が戻ったのです。私は、**医療の本質は「寄り添い」だと確信**し、患者一人ひとりの悩みや不安に寄り添い、適切な医療サポートを提供できるサービスとして『YOJO』を立ち上げました。

　『YOJO』は、単なる医療相談や薬の提供にとどまらず、患者の日常生活全体をサポートし、継続的な健康管理を可能にする新しい形の医療サービスを目指しています（図1）。

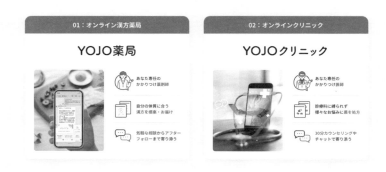

図1　かかりつけ医療ブランド『YOJO』の2つの事業

Q3 ビジネスモデルと収益化戦略

A 『YOJO』の収益モデルは、**主に医薬品の販売**から成り立っています。薬の提供だけでなく、定期的な体調チェックや個別対応の健康アドバイスを行うことで、患者との長期的な信頼関係を築いています。相談は完全無料で、チャットや電話などのコミュニケーション手段を通じて、患者が気軽に相談できる環境を整えています。

このようなパーソナライズされたサポートと迅速な対応により、患者満足度を高めリピート利用を促進しています。

さらに、生成AIを活用することで多数のユーザーに一貫して高品質なサポートを提供し、運用コストを抑えつつ患者ベースを拡大することが可能です。効率的な運用体制により収益性を高めています。

患者一人ひとりに寄り添うきめ細かなサポートと、AIを活用した効率的な運用体制を両立させることで（図2）、長期的な利益を見込んでいます。また、継続的な健康管理サービスを提供することで、患者の生

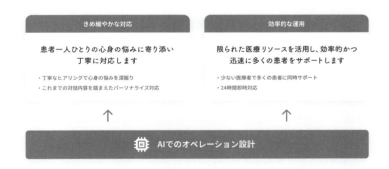

図2 AI活用で「真のかかりつけ体験」を実現

涯価値を高め、安定した収益基盤を構築しています。さらに、蓄積されたデータを活用した新サービスの開発や、他の医療機関との連携拡大など、将来的な成長機会も豊富に存在しています。

競合との差別化ポイント

　　一般用医薬品のインターネット販売やオンライン診療では競合が存在しますが、私たちは薬を提供するだけでなく<u>「診察・服薬指導以外の 99％ の日常」にも寄り添い、医療者と患者の深い信頼関係を築くことで、長期的なかかりつけ医のような存在</u>を目指しています。

　従来、一般用医薬品のインターネット販売やオンライン診療では、医療者が直接フォローアップする必要があり、忙しい医師や薬剤師には難しい課題でした。

　しかし、医療者とエンジニアが協働し、生成 AI を積極的に活用する体制を構築することで、医療者のパフォーマンスを強化し、患者一人ひとりに 24 時間いつでも寄り添える環境を実現しました。

　生成 AI を活用した体制により、他社が提供できない高品質で継続的なパーソナライズ化したサポートが実現し、競争力を持つことができると考えています。

　患者にとって真に価値のあるサービスを提供し、長期的な信頼関係を築くことで、競争の中で確固たる地位を築くことを目指しています。

起業後の現実と当初の想定とのギャップ

　　起業して 5 年が経過しましたが、想像以上に挑戦的で学びの多い期間であり、<u>本気で何かを成し遂げるには最低 10 年はかかることを再認識</u>しました。創業当初に描いていた理想と現実には大きな乖離があり、その差に戸惑うことも多く、自分の経営力不足を特に痛感して

います。組織作りや事業の進め方、投資配分などで数々の失敗を重ね、軌道修正が遅れて事業成長スピードに影響を与えたことは大きな反省点です。

しかし、これらの経験は決して無駄ではありませんでした。失敗から学び、困難を乗り越えていく**「九転十起」の精神**が身につき、より強靭な経営者としての基盤を築くことができたと感じています。

また、志を同じくするメンバーが集まり、会社としての形を成していることには大きな満足を感じています。優秀で志の高いメンバーと共に働けることは、起業家として最大の喜びの一つです。起業からの5年間で、**経営者の思いやスピード感が組織の成長に大きく影響することを実感**しました。

PharmaXの**最大の強みは、経営者だけでなくメンバー同士が刺激し合い、率直に意見を交わせる環境**にあると考えています。開放的で建設的な組織文化がイノベーションを生み出し、困難を乗り越える原動力となっています。この強みを最大限に活かし、次の5年も全員でミッションの実現に向けて邁進していきます。

Q6 チームビルディングと採用戦略

A 創業初期は、インターンの同期や友人に手伝ってもらいながら、徐々に採用へとつなげていきました。本業を持つ仲間たちとコワーキングスペースに集まり、議論を重ねてプロダクト開発に没頭する日々で、何かを**ゼロから創るという貴重な体験を共有**し、当事者意識が高まる中で、**自然と入社**の話になっていきました。

近年ではエンジニア採用も激化しているため、SNSでの発信を積極的に行い、ダイレクトメッセージを活用して、一度でも話を聞いてもらう機会を増やすなど地道な努力を徹底しています。

最近では、「医療×toC向け×生成AI」に注力して広報活動を実施

し、魅力的な環境とミッションをアピールすることで、優秀なエンジニアを引き付けることに成功しています。

また、**技術勉強会などのイベントにも積極的に参加し、直接エンジニアと交流する機会**を設けました。そこで出会った優秀なエンジニアに対して、私たちのビジョンや技術的チャレンジを熱く語り、共感を得られた方々に加わっていただきました。さらに、既存のメンバーからの紹介も重要な採用チャネルとなっています。メンバーが自信を持って友人や知人を紹介できるような**魅力的な職場環境づくりにも注力**しています。

 資金調達の経験

これまでに**個人投資家およびベンチャーキャピタルから数億円の資金調達**を行ってきました。

私自身、経営やビジネスの経験が乏しかったため、月1回程度経営アジェンダについて継続的に議論していただける投資家に参加してもらうことで、重大な失敗を避けることができました。

個人投資家は、事業運営、組織構築、マーケティング、IT、医療など、専門知識と実績を持つ方を知り合いの紹介で探しました。

ベンチャーキャピタルからの出資は、短期での急成長を目指す覚悟があれば非常に有益で、緊張感と規律がもたらされ、客観的な視点からの意見が経営者および事業の成長に大きく寄与することを実感しています。

資金調達では、**長期的な利害関係の一致のために信頼関係を築くことが重要**です。時間をかけて対話を行い、信頼を構築することが大切だと考えています。

実際の資金調達プロセスでは、まず事業計画書とピッチデッキを綿密に作成し、自社の強みや成長戦略を明確に示しました。その上で、投資家とのミーティングを重ね、質問に丁寧に答えながら、私たちのビジョンと事業の可能性を伝えていきました。また、**既存の投資家からの紹介**

も活用し、**信頼できる新たな投資家との接点**を増やしました。

Q8 失敗談と学んだこと

A 最大の失敗は、**短期的な成果を重視するあまり、長期的な価値向上をおろそかにしてしまった**ことです。例えば、薬剤師に無理な営業ノルマを課して、患者に良くない医療体験を届けてしまったことがありました。一時的な売上アップを狙うこうしたアクションは、「患者視点」を欠いた意思決定により、メンバーの不信感やモチベーション低下を招き、長期的には事業の停滞を引き起こしてしまいます。この経験から、短期的な数字だけでなく、患者の満足度やメンバーの働きがいなど、多角的な視点で事業を運営することの重要性に気づきました。

また何度も失敗を重ねる中で、**ミッション・ビジョン・バリューに基づく一貫性が何より重要**であることを痛感しました。もし当時に戻れるなら、会社の存在意義を深く考え、心から信じられる使命を見いだし、全力を尽くすことに注力します。使命の実現に向けて高い目標に挑戦し、使命感がメンバーの心に浸透し、具体的な行動につながる状態を作ることを最優先に取り組むでしょう。このアプローチにより、**短期的な成果と長期的な価値創造のバランスを取りながら、持続的な成長**を実現できると考えています。

Q9 今後のビジョンと目指す社会像

A 私たちは、「かかりつけの先生がそばにいる安心を」とビジョンを掲げ、ビジョンを実現するためにかかりつけ医療ブランド『YOJO』の**AI化を推進**しています。

今後はAIが常に健康状態を把握し、AIベースのチャットや音声通話ですぐに相談対応をします。

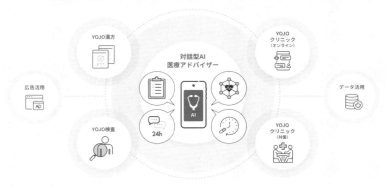

図3 対話型 AI 医療アドバイザー

　『YOJO』はネット検索の代替手段として機能し、必要に応じて処方薬や市販薬、サプリメントが適切に届き、服薬後のフォローアップも充実させます。『YOJO』は、使えば使うほどその方のデータが蓄積され、よりカスタマイズされた最適なサポートを提供できることで、健康管理がより身近で頼りになるものとなります。

　私たちは、**個人の一生涯の健康に寄り添う**ことで、誰もがより健やかに、自分らしく過ごせる社会を実現したいと考えています（図3）。AI技術を駆使して誰もが安心して相談できる環境を整え、一人ひとりの健康を支えることで、健康的で幸福な生活をサポートしていきます。さらに、蓄積されたデータを活用して、疾病の早期発見や予防にも貢献していきたいと考えています。個人の健康データを適切に管理し、**AIによる分析を通じて潜在的な健康リスクを事前に把握し、適切な対策を提案**することで社会全体の健康水準の向上を目指します。また、医療機関や研究機関との連携を強化し、新たな治療法や医薬品の開発にも貢献していきたいと考えています。

Q10 これから起業する人へのアドバイス

A 起業において最も重要なのは、**賢さやスキルではなく情熱**です。**情熱は原動力であり、どう燃え上がらせ、維持するかが鍵**となります。強烈な情熱が生まれたら、起業せざるを得ないような衝動に駆られます。情熱に向き合い、冷めないうちに決断することが大切です。自分が熱狂している人生は、非常にやりがいがあります。重要なのは、熱狂に気づき忠実に行動することです。好きなことやワクワクすることに従って行動すれば道が開けます。起業を考えている方には、自分の情熱を信じて行動することをおすすめします。

もしタイムマシンで過去の自分にメッセージを送るとしたら、**「決断を恐れるな」**と伝えたいです。悩む時間が長いほど、情熱は冷めてしまいます。特に重要な意思決定ほど直感を信じてください。**直感を信じて迅速に行動**することが大事です。

また、失敗を恐れず、むしろ**積極的に挑戦し、そこから学ぶ姿勢を持つことも重要**です。起業の道のりは決して平坦ではありませんが、おのおのの失敗や困難は貴重な学びの機会です。最後に、**周りの人々との関係性を大切**にすることをおすすめします。共同創業者、従業員、投資家、顧客など、多くの人々の支援や協力が軌道に乗るための鍵となります。

加藤先生からの一言コメント

辻先生の取り組みは、生成AIを活用して医療の本質である「寄り添い」を実現しようとする斬新な挑戦だと考えています。患者の日常生活全体をサポートするという『YOJO』の構想は、医療のあり方を変える可能性を秘めています。情熱を原動力に、失敗から学び続ける姿勢は、医療系起業家にとって大いに参考になると思います。

10

寺嶋 一裕

株式会社 CaTe
代表取締役 CEO
医師

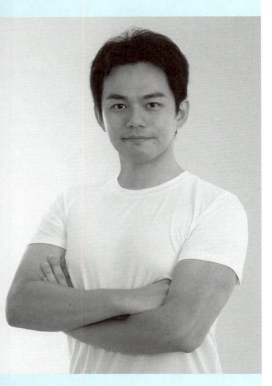

- ◆ 循環器専門医
- ◆ CVIT（心血管インターベンション治療学会）認定医
- ◆ 心臓リハビリ指導士
- ◆ 認定内科医
- ◆ プライマリケア認定医
- ◆ 日本医師会認定産業医

Kazuhiro Terashima

2011年	名古屋大学医学部医学科卒業
	東京都立多摩総合医療センター 初期研修
	名古屋第一赤十字病院、榊原記念病院 循環器内科研修
2020年	株式会社CaTe創業、代表取締役
2021年	JR東京総合循環器内科 医長
2023年	藤田医科大学循環器内科 助教

企業プロフィール

創業年	2020年
従業員数	32人
住所	東京都文京区本郷5-25-13 スカイビジョンビル5F

https://cate.co.jp/

2020年3月	株式会社CaTekyo設立 オンライン家庭教師CtoCシステム事業の開発
2020年10月	株式会社CaTeへ名称変更、心臓リハビリプログラム医療機器等の研究開発
	東京本社移転
2022年3月	第二種医療機器製造販売業（13B2X10514）の許可を取得
2022年5月	シードで1.4億円の資金調達
2023年11月	シリーズAで4.8億円の資金調達
2023年12月	NEDO DTSU STSフェーズ採択（研究費約1.9億円）
	名古屋本社設置
2024年2月	J-Startup CENTRALに選定

Exercise is Medicine
運動と医療のプラットフォーム

Q1 起業前の経歴と起業のきっかけ

A 子供の頃から父親が開業医で、「患者が困った時に、最初に相談するかかりつけ医」として働く姿を見てきたことと、医学生の時の地域医療実習で「病気を治すだけでなく、その人の人生に寄り添える医者」でありたいと思い、学生の時は<u>地域医療に従事したい</u>と考えていました。

研修医の時には、死に直面した患者でも自分の力で命を救えるようになりたいと思い、循環器内科医として今も大学病院のCCUで集中治療と心臓カテーテル手術を日々行っています．その中で、地域医療で学んだことは今も大事にしています。

私はその日々の医療現場で、心臓リハビリテーションが心疾患患者の予後を左右するほどの重要な役割を担っていることを実感し、**運動と行動変容が多くの人々の命を救う鍵の1つであるということ、そして実施率の低さゆえにその啓蒙とDXによる普及の意義を強く感じました**。この経験から、心臓リハビリテーションの分野でIoTとAIを用いてイノベーションを起こし、日本と世界の医療に貢献したいという強い思いが芽生え、この研究開発を始めることを決意しました。

社名「CaTe」は、循環器内科医が日々行う「心臓カテーテル手術」、通称「カテ」から取っています。これは、カテーテルは「管」という意味ですが、当社が<u>世界中において運動と医療をつなぐ「カテ」となり、社会に貢献する</u>という想いが込められています。

弊社は、心臓リハビリテーションという分野を皮切りにして、運動と

行動変容が効果を持つ疾患に対して当社のプログラム医療機器を提供することにより、多くの人々の健康を守り、病気を予防するための革新的なアプローチを提供することを目標としています。

Q2 提供しているサービスの概要とその着想

A **心臓リハビリテーションを自宅でも適切に実施できるプログラム医療機器の開発**を行っています（図1）。心疾患を持つ患者向けに運動療法を含めた包括的な心臓リハビリを提供するプログラム医療機器を開発し、自宅で安全かつ効果的にリハビリテーションが行える環境を提供していきます。

このサービスの着想は、私が循環器内科医として勤務している時の医療現場での経験から得ました。医師として様々な医療機関で循環器内科の研修を行う中で、心臓リハビリテーションの重要性を感じると同時に**多くの患者が家庭や仕事の事情で通院が困難であることを目の当たりに**し、自宅で簡便にリハビリテーションを行える手段が必要であると感じ

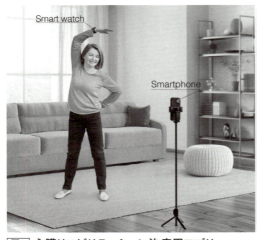 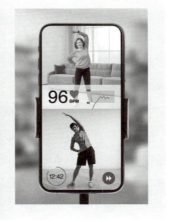

図1 心臓リハビリテーション治療用アプリ

沿革

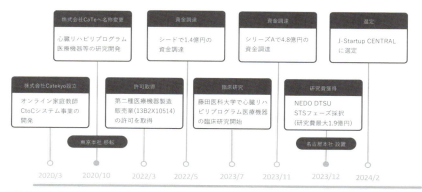

図2 沿革

ました。この経験が、心臓リハビリテーションプログラム医療機器の研究開発という形で具体化され、本事業を開始する契機となりました。

　心臓リハビリは包括的と表現されるように、運動療法だけでなく食事栄養管理、患者・家族への教育、服薬・体重等の自己管理、ストレスコントロールやモチベーション維持などの様々な要素を持ちます。このアプローチにより、患者の予後改善だけでなく、医療費削減にも寄与することを目指しています（図2）。

Q3　ビジネスモデルと収益化戦略

　本プログラム医療機器は、医療機器としての承認ならびに保険収載を目指しています。保険診療として提供することで、医学的価値の証明された製品として、医療者にとっては日常診療のサポートシステムとして、患者にとっては日々の運動と生活管理のために必須の存在となるように開発を行っています。

　このサービスが長期的に需要のあるものである要因はいくつかに分かれていると考えています。まず、心臓リハビリテーションのニーズが非

常に高いことが挙げられます。**心疾患は患者数が多いだけでなく、突然死のリスクを含めて非常にペインの深い疾患です。**特に高齢化社会においては今後も患者数は増加すると予測されています。その中で、弊社のプログラム医療機器は**運動負荷量の最適化機能があり、通院が困難な患者でも自宅で有効かつ安全なリハビリテーションができることが大きな強み**となります。

さらに、本プログラム医療機器は心臓リハビリテーションだけでなく、**高血圧や糖尿病、認知症など他の疾患にも対応することで、ターゲット市場を拡大**し、持続的な成長を見込んでいます。

このように、多様な収益源と高い市場ニーズに支えられ、長期的に安定した収益を上げることが可能であると考えています。

Q4 競合との差別化ポイント

A DTx（デジタルセラピューティクス）やプログラム医療機器、ヘルスケアビジネスを展開している企業は多く存在します。他社においては、健康管理アプリや、ウェアラブルデバイスを通じたフィットネスなどを提供していたり、特定の医療分野に特化したリハビリテーションサービスを提供するスタートアップ企業も増えてきています。

しかし、現在当社が開発を行っている心臓リハビリのプログラム医療機器は、**運動負荷量最適化機能を始めとする、特許にも支えられた独自の強みを持っている**と考えています。また**医療者の持つ「暗黙知」や「勘どころ」を、臨床研究などにより裏付け**を行い、効果ならびに安全性を担保しています。ユーザビリティについても私自身が**日々の臨床現場で直接治療を行っているからこそ、自分にとっても使いやすい最適なUI/UXを実現できる**と考えています。

Q5 起業後の現実と当初の想定とのギャップ

A 起業して、**心臓リハビリテーションの重要性を再確認**できたことは思っていた通りでした。心疾患患者にとって適切な運動療法がどれだけ効果的であるか、そして**通院の難しさを抱える患者にとって家庭でリハビリテーションを行えることの利便性も予想通り**でした。市場調査や臨床研究の結果、被験者からのフィードバックにより、システムが患者の予後を改善する可能性を実感できたことは、大きな励みとなりました。

一方で、起業してみて予想と違っていた点もいくつかありました。まず、医療機器としての認可取得や臨床試験の実施など、法的・規制的なハードルが想像以上に高かったことです。これらの手続きは時間とコストがかかり、計画通りに進まないことが多々ありました。

また、第1世代のDTxを提供する競合他社が、市場において非常に厳しい状況となっていることは、想像の範囲内であったものの、当社も競合他社と同様に扱われることが非常に多く、独自の強みを明確に打ち出す必要がありました。

総じて、起業には多くの予想外の挑戦が伴いましたが、同時に学びと成長の機会も多く、困難であればあるほど自分だからこそ達成できる挑戦だと思うことができれば、より良い成果を達成できると実感しています。

Q6 チームビルディングと採用戦略

A プログラム医療機器の研究開発の進行のためには、医療者やエンジニアだけでなく、経営レイヤー、バックオフィス人材、BtoB・BtoCシステムに慣れたデザイナー、薬事・品質保証人材、臨床研究人材などの採用が重要でした。

まず、採用方法や戦略として、私自身や他の創業メンバーの人脈を活用しました。自分の友人や、知人からの紹介人材から、信頼性の高い候補者を探しました。**既に会社に慣れているメンバーからのリファラルは、企業文化に合う人材を見つける上で非常に効果的**でした。また、**スタートアップに特化した採用プラットフォームの活用**や、スタートアップ企業が集まるキャリアフェアのイベントに積極的に参加し、事業に共感していただいた方と直接交流ができる機会を作りました。

これらの方法を繰り返すことで、素晴らしいメンバーを採用することができていると考えています。

最後に、友人からのアドバイスですが、「方法論は色々あるけど、スタートアップなんて最初は自分以外に何もないんだから、結局は自分が責任と覚悟を持って採用するしかない。ロジックじゃない」という言葉を今も大事にしています。

Q7 資金調達の経験

事業展開を進めるためにベンチャーキャピタルから、シードラウンドは総額1.4億円、シリーズAラウンドでは総額4.8億円の資金調達を行いました。また、国立研究開発法人新エネルギー・産業技術総合開発機構（NEDO）の2023年度「ディープテック・スタートアップ支援基金／ディープテック・スタートアップ支援事業」（DTSU）のSTSフェーズに当社事業「運動負荷量最適化機能と心臓リハビリプログラム医療機器の開発（主任研究者：寺嶋一裕）」が採択され、最大1.9億円の研究費を受ける予定です。

調達時においては、心臓リハビリテーション市場の成長性と、弊社の独自の技術、ならびにチームの専門性などを伝えましたが、資料作成やプレゼンにおける一般的な理論からは特に外れないと思います。重要だと感じたことは、**投資家の方々の想いを理解し、そこに自分自身がどこ**

10 寺嶋 一裕　株式会社 CaTe

まで**共感できるか**だと思います。投資家の方々は、利益を出すだけではなく、投資を通じて世界をより良く変えていきたいと本気で思っている人が多いです。投資家の方々にとって、**会社に投資するということは、その方の人生の大きな部分を賭けるということ**だと思っています。**その価値があると思って貰えるかどうか、ということが重要**で、それは投資を受けた今でも自分に問い続けています。

Q8 失敗談と学んだこと

A 大きな失敗は、**重要な意思決定において、自分が信じるベストな決断をしきれなかったこと**です。妥協せず、過信せずに、さまざまな人に意見を聴き、自分で考え抜く。そして仮に多くの人に反対されたとしても、自分が正しいと明確に信じた選択肢があれば、その選択肢を選び、やり抜くこと。それが重要な局面の1つでできませんでした。

循環器内科医としてCCUと心血管カテーテル手術の主術者・指導医をフルタイムで行いながら、スタートアップの代表取締役として責任を全て背負ってやり切る。その両立の方法論は、どこの教科書にも書いてないし、一般論だけでカバーできることはありません。

その中で、一般論として勧められたのは、大幅な権限委譲でした。自分の中ではベストな選択肢ではないと思いながら、自分はまだ経営者としての経験が浅いという迷いもあり、その選択をした結果としては、権限が分裂したことにより意見が割れた時の調整が付かなくなり、少しずつ派閥に分かれ、最終的には会社のメンバーは大きく入れ替わることとなりました。

働くメンバーの選定だけでなく、どの仕事を任せるのか、どこまで権限を持たせるのか、距離をどう取るのか。**その人を活かすか殺すかは、本当に自分次第**です。

自分が傷つくことは取り返せますが、他人を傷つけたことは取り返し

が付きません。それでも**大きな責任を自ら背負った以上は、自分の選択で他人を傷つけてでも、会社を生かす必要があることもある**でしょう。これは起業家同士でしか理解し得ない話です。

　起業家の人生に再現性はないと思います。「後悔のないように選択を」と言う気は欠片もありません。自分の不要な感情は全て捨てた上で、どこまで走りきれるのか。そして、その痛みを超えて人として成長し続けられるのか。それは、**手術で目の前の患者が死んでいき、自己の不手際がなくとも自分の力不足を悔やみ、家族の悲しみを乗り越えて、それでもまた手術を行っていく医師と通ずるものがある**と思っています。

Q9　今後のビジョンと目指す社会像

　A　まずは、現在開発中の心臓リハビリテーションプログラム医療機器の上市を目指して研究と開発を進めていきます。また、これらで培った技術を活用し、運動の効果が実証されている疾患についても適用し、幅広い疾患に対するパイプラインを確立していきます。そして、当社サービスの適応疾患の拡充によって、自然と当社サービスが「運動と行動変容のプラットフォーム」となることを目指しています。

　これらが実現することにより当社のミッションである、「**Exercise is Medicine**」**の考えと文化が浸透したより健康的で活気ある社会を創造していきたい**と考えています。

Q10　これから起業する人へのアドバイス

　A　起業はあくまで人生の選択肢の1つに過ぎないので、まずは**自分の幸せが何であるかを理解すること**が大事だと思います。正直に言って、起業することが幸せにつながる人はそう多くないと思います。

　まだ自分は誰かにアドバイスできる立場ではありませんが、その上で

10　寺嶋 一裕　株式会社CaTe

　これから起業する方へお伝えできることがあるとすれば、**当たり前のことを継続すること、多くの人に会うこと、そして根拠なき自信を持つこと**です。

　例えば謙虚に努力し続けることは、当たり前に大事ですが難しいです。ドラスティックに変化する毎日の中で、当たり前のことを継続する、ということは難しいからこそ、その価値を感じています。

　多くの人に会うことは、狭い自分の世界を広げてくれます。そして、その1人から何を得られるかというのは、自分の器に比例します。昔に読んだ本を今読むと、全然違うことが理解できるのと似ているかもしれません。それ以上に、人から何を学ぶことができるかは自分次第で変わります。

　最後に、根拠なき自信を持つことです。「根拠なき自信」というのは、自分自身の中には確固とした根拠があるが、他人には否定的に見える、ということを意味しています。起業に限らず、新しいことに挑戦したときは、必ず多くの人から否定されます。そして、成功した後には、何も知らない人達から肯定されます。つまり、自分自身の中身が変わっていなかったとしても、他人から見た自分というのは外側しか見えていないわけです。他人のアドバイスは重要ですが、時には他人に否定されても自分を信じるべきときも多くあります。

　もしタイムマシンがあって起業する前の自分にメッセージを送れるなら、「**好きにやりなさい**」ですかね。どうせ、自分からのアドバイスなんて聞かないでしょう。未来は見えないから面白いのに、勝手に答えを教えるなって思います。

加藤先生からの一言コメント

寺嶋先生の取り組みは、臨床経験から生まれた強い使命感に基づく素晴らしい挑戦だと考えています。心臓リハビリテーションのDTxという明確な目標設定と、医療者の知見を活かした開発アプローチは、多くの医療系起業家の参考になります。失敗から学び、信念を貫く姿勢は、起業の本質を示唆していると感じます。

1章 医師の起業ケース　199

11
中田 航太郎

株式会社ウェルネス
代表取締役
医師

Kotaro Nakada

1991年生。小児喘息での入院をきっかけに4歳から医師を目指す。2017年に東京医科歯科大学医学部卒業後、東京逓信病院で初期研修を修了。総合診療医。在学中マインドフルネス研究（早稲田大学）。臨床現場で科学的に正しい予防医療の重要性を痛感し、2018年に株式会社ウェルネスを創業。

企業プロフィール

創業年	2018年
従業員数	35人
住所	東京都港区南麻布1-18-3 ラピス南麻布Ⅱ 302

https://company.wellness.jp/

2018年6月	株式会社ウェルネスを設立
2019年8月	シード期として第三者割当増資（3,500万円）
2022年1月	プレシリーズA期として第三者割当増資（6,500万円）
2021年4月	パーソナルドクターサービス『Wellness Membership』を正式リリース
2024年3月	シリーズA期として第三者割当増資（2億8,000万円）

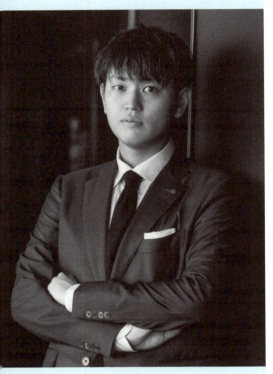

健康データを活用した
パーソナライズ予防医療を提供する
パーソナルドクターサービス

Q1 起業前の経歴と起業のきっかけ

A　4歳の頃、小児喘息で入院した際の主治医が温かく信頼できる先生で、**人に安心を提供できる素敵な職業だと思い医師を目指し**始めました。医学部に入り**医師になってからも「人に向き合いたい」という理想の医師像があったため、患者さんとの信頼関係構築を大切に医療**に向き合っていました。実際に臨床現場を見る中で、間違った情報を鵜呑みにして痛い目を見た患者さんや、病気が進行して初めて病院を訪れる患者さんが多数いることに気づき、『**事件は病院の外で起きている（医療に関する構造に課題がある）**』と感じるとともに、**予防医療に強い興味**を持つようになりました。余暇の時間では予防医療のストラテジーを書籍や国際レポートで学んだり、疫学論文を毎日1本読むというノルマを自分に課して知見を深めていきました。海外の医療ヘルスケアマーケットについての理解も深める中で、**医師が本気で予防医療を社会実装することが必要な時代に入っている**と感じ、周囲の人を助けるだけでなく社会に大きなインパクトをもたらしたいという想いから起業に至りました。

Q2 提供しているサービスの概要とその着想

A　病歴データ・遺伝子データ・採血データ・画像データ・生活習慣データなど、自社独自の統合PHR（Wellness App）に集約・蓄積される**包括的な医療ヘルスケアデータを元に、一人ひとりに最適化さ**

れたパーソナライズ予防医療（カスタマイズされた検査やカスタマイズされたライフスタイル）の提案を行うプラットフォームを開発しています。また、多忙なビジネスパーソンでも常にノンストレスで直接医師にチャットで相談でき、UX（User eXprience）が良く質の良い医療アクセスが得られる環境の構築を行っています。

　主力サービス『Wellness Membership』では、主に企業の経営層や個人事業主など健康損失リスクが大きい多忙なビジネスパーソンに対して、**クライアント一人ひとりにパーソナルドクターがつき、データを活用した包括的な予防ケアと365日体制のスムーズな相談環境を提供**しています（図1）。デジタルをうまく活用しながら、医師とクライアントの人間関係も大切にしたハイブリッド型サービスになっており、これは『人に向き合いたい』という自らの理想の医師像にも起因するモデルになっています。海外のクライアント向けヘルスケアスタートアップにおいても、中長期で成功しているのは**デジタルヘルス単独でなくデジタル×アナログをうまく設計**したビジネスであったことも、今のモデルに行き着いた大きな理由になっています。

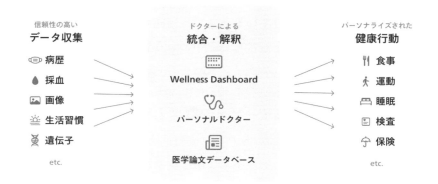

図1　パーソナライズ予防ケアの概念図

Q3 ビジネスモデルと収益化戦略

A **サブスクリプションモデルでサービスを提供**しており、クライアントからの月額利用料が収益源となっています。サービスを利用すればするほどWellness App上に**自身のヘルスケアデータが集約され、パーソナルドクターからのアドバイスの質も向上していく仕組み**になっているため、スイッチングコストが高く**LTV（Life Time Value）が高い構造**になっています。また顕在ペインの解消ではなく、将来リスクを低減するというジョブの実践のためにサービスを利用している方が多いことや、年齢を重ねるにつれて健康リスクは高まるという構造も**解約率を低く維持できる**理由になっています。

企業経営者を中心とした初期顧客獲得戦略により**法人への強いクロスセルチャネルを持っている**ことも事業上の強みとなっており、サポートしている経営者の企業が成長するにつれて自社が提供できるサービスの幅も広がる構造になっています。またクライアントに対してパーソナライズされた最適なヘルスケアソリューションを提案することで継続的なアップセルが実現できます。

また、**医師が直接サービス提供者として存在することで強い信頼関係**を築くことができ、継続的に精度が高く深い医療ヘルスケアデータが集約されることも強いMoatになっており、**将来的にはビッグデータを活用したビジネスへの展開**も想定しています。

Q4 競合との差別化ポイント

A 海外には直接的な競合がおり、米国ではForwardやQ bioといった予防医療スタートアップが、医師が直接的にデータを活用したパーソナライズヘルスケアを提供するサービスをグロースさせていま

す。しかし国によって医療モデルや社会制度も異なることから、日本への進出には時間がかかることが想定でき、短期的には競合として無視できると考えました。また<u>日本においては世界でも珍しいことに労働者の健康診断が義務化されていることから、健常者のヘルスケアデータが集まりやすい構造になっており、むしろ世界でも勝てるビジネスモデルを作れる</u>と考えました。

国内においては、富裕層に対して総合的な人間ドックと有病時の病院紹介を主な価値とする年会費制の高級医療クラブが間接競合として存在します。しかし、あくまで病気の早期発見（二次予防）と病院紹介に留まっており、現代のテクノロジーの進化には適応していない状況であったため、データを活用した発症予防ケア（一次予防）やITを活用したドクターとの365日アクセス、IoT等を活用したライフスタイルデータの収集などがあれば、勝ち筋があると判断しました。ITリテラシーが高く疫学についての知見を深めてきた医師である自分が代表を務めるからこそ、医療者でないビジネスパーソンが着想した予防医療サービスが乱立する<u>既存マーケットをリプレイスできる可能性が高い</u>と判断しました。

Q5　起業後の現実と当初の想定とのギャップ

A　起業は想像していた以上に面白いと感じています。答えが決まっているものを確実にこなすことが求められる医療現場とは異なり、<u>自ら新しい答えを導いていく仕事は非常にやりがいがあるとともに社会的責任も</u>感じています。思っていた通りだったのは、<u>自分の仮説が間違っていたり想定外の出来事が起こったりするのは日常茶飯事</u>であり、常に複数のシナリオを想定して動き続けることが重要であるということです。創業初期には事業も何度かピボットを経験しましたし、複数の事業に早い段階で手を出してしまったことでリソースが分散し成長が止ま

とともにコストが増大してしまったような時期もありました。失敗を恐れず、常に失敗から学び、そのプロセスを楽しむくらいの余裕が必要ですし、そのために自らの健康を維持することも不可欠だと日々感じています。

　起業をして想定外だったのは、**会社のフェーズによって経営者に求められる役割は大きく変化する**ということです。初期ではとにかくビジョンを掲げながら行動し自ら実績を積み続けることが求められますが、PMF（Product Market Fit）を実現した後では自分がいなくても成立する成長モデルの構築やそのためのファイナンスや採用が重要になります。**顧客と直接向き合うことに大きなやりがいを感じてきた自分のマインドを経営者マインドに移行していくのには時間がかかり苦労**しましたが、今では一人でも多くの人に予防医療を届けるビジョンを実現する上で不可欠な成長だと認識しています。

Q6 チームビルディングと採用戦略

　A　最初は知人経営者からの紹介やビジネスマッチングアプリを利用して、**いろいろな人に会う数をとにかく増やす**ことに注力しました。一人目のエンジニアで現在もテックリードを務める野々山は、高校の同級生が経営するIT企業に務めるインターンエンジニアで知り合ったことがきっかけで出会いました。また初期から全てのクリエイティブ制作やアプリのUI／UXの構築を行っているデザイナーの小竹は、野々山の高校の同級生です。資金も実績もない創業期において優秀な仲間を集めるためには、熱いビジョンを語り周囲の人を口説くしかないと感じます。

　サービスの認知や実績が積み上がるとともに多くの方から企業に関心を持っていただけるようになり、グロース期に入った**現在ではあらゆる採用チャネルを駆使しながら優秀で熱い想いを持っている人を仲間にし**

ています。世の中に全くない新しい価値提供をしていく会社のため、同業で経験のある人材は存在しません。そのため弊社では、通常の企業以上にビジョン共感や倫理性、コミュニケーション力や思いやりなど、自社のカルチャーにマッチする思想・人柄であるかどうかを大切にしています。

Q7 資金調達の経験

A 資金調達は過去複数回に分けて、累計で3.8億円ほど実施してきました。初期のシードラウンドでは、**周囲の知人経営者やその紹介でお会いした方々にエンジェル投資家として株主に入っていただきま**した。初期においては資金を集めるという意味合いはもちろんですが、ビジネスの右も左も分からない自分にとっては**各領域に知見のあるプロフェッショナルを『仲間にする』という意識の方が強かった**です。プレシリーズAラウンドにおいては、主にサービスの初期ユーザーの方々やマーケティング活動の中でお会いした先輩経営者の方々にエンジェル投資家として出資をいただきました。実際にサービスを体験し価値を感じてくださった方々が出資したいと声をかけてくださることは、非常にありがたいことだと感じています。

そして最近実施したシリーズAラウンドにおいては、企業価値を今後さらに高め、社会へのインパクトの総量を大きくしていくという観点から、VC（Venture Capital）やCVC（Corporate VC）など成長企業に関する知見が深い方々からの調達を加えました（図2）。しかし直近のラウンドにおいても基本的には知人からのご紹介でお会いしたキャピタリストの方など、**人のつながりでのご縁があった方からの出資のみ**を受けています。

私はエクイティを活用した資金調達は、**必要なタイミングで必要な分だけ行うもの**であり、次のステップに非連続的に進むために不可欠な仲

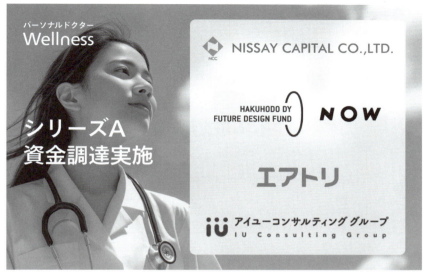

図2 シリーズA資金調達をリリース

間を集める活動だと捉えています。

Q8 失敗談と学んだこと

A 予防医療を普及する会社を経営する身として、できる限り多くの先輩経営者の意見を聞き、マーケットについての深い理解を深めることで**経営における失敗も『予防』したい**と日々考えているため、致命的な失敗をしたことは今のところありません。しかし、**唯一失敗しかけてしまったのが** Pre-mature Scaling です。サービスが徐々に受け入れられ売上が少し立ち上がり始めた頃、スケールを急ぎすぎて一気に人を増やし事業部を複数作ってリソースを分散させるような動きをしてしまいました。結果、**新規事業は中途半端な着手に終わり、既存事業もリソースが分散することで成長が止まるような事態**に至りました。今であれば、PMFを確信するまでは**最低限の人員とコストでプロダクトに向**

き合い、スケールを急がないことを徹底すると思います。サービスが立ち上がり始めるとすぐに次のステップに動こうとしてしまいがちですが、マーケティング活動や採用活動を進める前にまずプロダクトに徹底的に向き合い切ることが最優先だと痛感しています。

Q9 今後のビジョンと目指す社会像

A 今後は現在の Wellness Membership 事業をしっかりとグロースさせ、**働くビジネスパーソンが予防的にパーソナルドクターをつけ戦略的に予防・健康管理を行うことが当たり前になるようなカルチャー**をまず創ります。その上で最終的に全ての人がパーソナライズされた予防医療によって防ぎ得た死や後悔を防げるよう、AI や IoT を活用しながらデジタルの比重を増やし、より低コストなサービスを開発しマーケットの幅を広げていきます。またサービスの提供を通じて**蓄積される大量の医療ヘルスケアデータを活用しながら、疾病予測モデルの開発やフィンテック領域へのヘルスケアデータ活用など**に展開し、健康であること・健康に取り組むこと自体が経済的便益につながるようなモデル構築にも挑戦していきます。

　医療・医師の力と IT の力を融合させながらパーソナライズヘルスケアのプラットフォームとしての地位を築くことで予防医療を社会実装し、全ての人が豊な人生を送り、後悔なく『良い人生だった』と最期の時を迎えられる世界を実現していきます。

Q10 これから起業する人へのアドバイス

A 医療者として社会に価値を提供する方法は、必ずしも病院で医療を提供することだけではありません。**医療の目的は病気を治すことではなく、健康に人生を送れる期間を最大化すること**だと私は思いま

す。既存の常識やモデルに日々Whyを問い続け、本当により良い形がないのかを考え続けることがとても大切だと思います。そしてそれを実現するためにリスクをとり医療者が起業するということは、社会にとって非常に価値のあることだと思います。実際にプロダクトを提供していて思いますが、<u>医療者で起業するからこそ世の中を動かせるシーンというのは確かに存在</u>します。

従来の一般的なキャリアを外れて起業するという意思決定は、保守的な考え方の人に白い目で見られる対象かもしれません。また、初期の事業発想についてプレゼンテーションをしても「うまくいくわけがない」と言われる可能性のほうが高いでしょう。

しかし、顧客と徹底的に向き合い、熱い想いを持って行動し続けることができれば、社会は必ず変えられると信じています。もしタイムマシンで起業する前の自分に声をかけられるとしても、<u>「想いのままに突き進め」</u>と声をかけるでしょう。<u>人生における本当のリスクは、日々に疑問を抱きながらも何も行動を起こさないこと</u>だと思います。たとえ失敗したとしても、その失敗は次の行動の糧に必ずなります。ぜひ自分のビジョンを信じ、行動してみてください。医療者の仲間として、ともにより良い世界を創っていきましょう。

加藤先生からの一言コメント

中田先生の取り組みは、医療とテクノロジーを融合させた新しい予防医療の形を示しています。医師だからこそできる価値提供と、社会課題解決への情熱が伝わってきます。多くの医療者が刺激を受け、新たな挑戦につながることを期待しています。

12 本田 泰教

株式会社 OPExPARK
代表取締役社長 CEO
医師

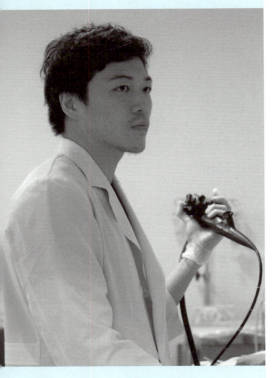

Yasunori Honda

2013年	信州大学医学部医学科卒業
2013〜2018年	日本赤十字社医療センター 初期研修医／消化器内科
2018〜2019年	株式会社Roland Berger（ローランドベルガー）
2019年〜	株式会社OPE×PARK 代表取締役CEO
2019年〜	日本赤十字社医療センター 消化器内科非常勤

企業プロフィール

創業年	2019年
従業員数	26人
住所	東京都品川区東品川2-2-8 スフィアタワー天王洲　CW棟2階

https://www.opexpark.co.jp

2014年	AMEDで未来医療を実現する医療機器・システム研究開発事業が開始
2019年	第1回　日本オープンイノベーション大賞　厚生労働大臣賞
2019年	（株）DENSOのカーブアウトベンチャーとしてOPExPARKの設立（資本金1億円）
2022年	「OPeDrive」の販売開始
2022年	JETROとインドにてアジアDX新規事業創造推進支援事業を開始
2023年	G20サミット　医療部門の日本代表を務める

カーブアウトベンチャー起業経験をへて学んだこと・感じたことのリアル

Q1 起業前の経歴と起業のきっかけ

A もともとは大学病院の消化器内科医局に所属し、外病院勤務をしていました。初期研修医の時に同期がビジネスの世界に行った際も、全く心を動かされることがないほど起業するマインドはなく、**泥臭く働くことを美とするタイプの医師**でした。その中で社会の最前線で活躍する経営者層が患者でなぜか多く、回診時にいろいろな話を聞き、**社会の最前線のリーダーに興味**を持ち始めました。研究でコツコツエビデンスを出すことより、**持ち前の突破力で新しい形を創り社会や患者に還元するほうが自分の強みが活かせる**のではと感じ、大学院進学の代わりに事業をやってみようと思いました。一方で事業を創り成長させる具体的な経験はもちろんないので、いったん戦略コンサルファームに転職し大企業の経営戦略策定等のプロジェクトを経験することにしました。そこでもまれる中、ビジネスアクセレータープログラムでいい出会いがあり、**自分の病院で感じていた課題解決ができる/したいという想い**で起業にふみきりました。まさかこのタイミングで起業することになるとは……、と思いながらいい機会であったので決断しました（図1）。

Q2 提供しているサービスの概要とその着想

A 会社名は OPExPARK、OPE（手術の）＋ ExP（experience；経験値）＋ Park（広い場所）を提供し、「**どこでも最善の医療を享受できる世界を創る**」**をミッション**としている会社です。今の医療は、

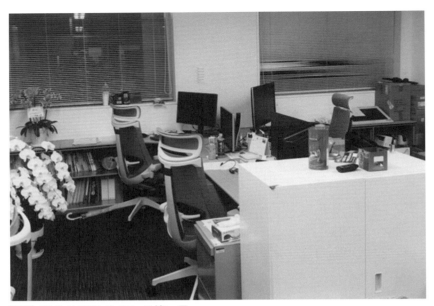

図1 OPExPARK のオフィス第一号
社員 7 名からスタート（自分以外は DENSO 社員）

　手技系に関しては極端な話をすると 100 人いれば 100 通りのやり方があるのが現状で、医師の経験値に依存しがちです。現在は特に働き方改革制度で、医師が病院にいる時間が制限され、努力して積みたい経験値も積めなくなっている世界になってきているという課題を解決するサービスを手掛けています。その中でのメインは、**手術室（透視室、内視鏡室含む）の DX 化事業と医療教育の DX 化（専門医プラットフォーム）事業**です。前者は「スマートレコーダー」という形で、働き方改革時代における術後作業の効率化に貢献するプロダクトを全国に拡げています。後者は「スマートレコーダー」を病院に持ち込みコンテンツ化した動画をデジタル教科書にして、医師の learning curve を短縮できる専門医プラットフォームを運営しています（図2）。

　臨床現場で、自身の業務やスキルアップ向上のために「**存在していた**

12　本田 泰教　株式会社 OPExPARK

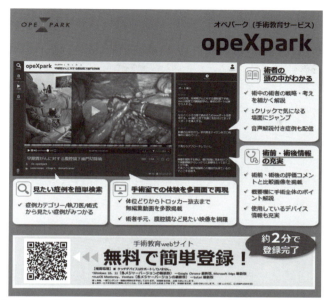

図2　若手・中堅の外科医に圧倒的な支持を受ける opeXpark デジタル教科書

ら便利だな」と感じていた夢を形にしたのみで、現場の課題をそのままサービス化した手法を用いています。

Q3　ビジネスモデルと収益化戦略

A　手術室 DX のハードウェアは病院に導入する形で収益をあげています。現在は業界唯一無二で教育的な予算で大学病院を中心とした病院から入り始めていますが、日常業務で実際どの程度時間削減されたのかのエビデンス創りにより病院経営にどれだけインパクトがあるかを実証しています。また新たな機能追加でさらなる付加価値をつけ将来的には海外への展開をすすめていきます。また病院がこのシステムを活用することで自施設のブランディングに活用したり、インバウンド患者

を連れてくることも可能にするサービス形態で「ヒト、カネ」を獲得するツールにもなりえます。

　専門医プラットフォームは、製薬企業・機器メーカーが医師に伝えたい情報（啓蒙／マーケティング）を一定層に深く届ける場所でもあり、実際大手プラットフォームでは**アクティブでない層にも情報が届くという利点でスポンサー**についていただいて収益をあげています。薬剤に関してはgeneralからスペシャリティーに変化しつつあり、デジタルマーケティングも浅く広く届けるから**一定層に深く届けるトレンド**があります。その中で市場の大きいOncology領域は手術・放射線・薬剤を組み合わせた集学的治療がトレンドであり、**特に外科系の先生がどれだけ日常使いするプラットフォームであるかが今後より重要**になります。MRの人件費を削減し、デジタルとリアルの融合営業戦略は今後も加速するので長期的な需要は増す一方だと考えます。医療機器に関しては医療の中でもさらにデジタル化が遅れており、デジタルチャネルをどう活用するかはまだ動き始めたばかりです。

Q4　競合との差別化ポイント

　ハードウェア面に関しては、最近までは業界唯一無二でした。ここ1年で手術ロボットの追加機能で同様のsolutionが付け加わったり、大手医療機器メーカーが同様のコンセプトを出してきたりとさまざまな動きがあります。また米国では遠隔手術支援の規制や仕組みがある程度確立していることを含め、将来グローバルで競争する際は一部競合になります。

　専門医プラットフォームに関しては、弊社参入前は1つ同様の企業がありました。そちらとの差別化要素としては自社のハードシステムとの掛け合わせができるかがカギで競合優位性ありと考えていました。現在はなにかしら臨床現場に便利なシステム（ハードウェア、ソフトウェア

含む）をもつ専門医プラットフォーム事業を展開する同様の企業がさらに増え、群雄割拠の状況になっています。今後はそういった企業の統合が始まっていくと予想しています。

Q5 起業後の現実と当初の想定とのギャップ

　起業して 5 年がたちますが、一番よかったことはそのまま医療現場の王道をいけば経験できないような経験を数々でき、自身の成長に大きくつながっていることだと思います。資金調達、組織創り等の「ヒト、カネ、モノ」を自身一人でリードしてきて多くの苦労や葛藤は経験していますが、**すべての経験は自身の財産**になっています。また医師としての臨床現場業務でもこの経験は大きく活きており、患者診察やスタッフとの関係作り等で視点がかなり拡がったと思います。**起業をして度胸**がつき、教授や学会関係者、大企業の社長、政治家といった方々とお話しするのに物怖じすることは微塵もなくなりました。

　起業して思っていた通りのことは、やはり現場のペインの実感していたことを前提にサービスを創ることで、事業テーマははずさないことです。技術由来で医療業界に入り、ふたを開けてみるとうまくいかないケースはよく聞きますが、本当にその通りで、**課題から入りそれを解決するテクノロジーを考えるのがあるべき姿**と感じます。逆に思っていたのと違っていたこととして、**「なんとかなるだろう」と妥協してきたものはほとんどうまくいかない**点です。大企業カーブアウトということで最初は脚光を浴びたのですが、最初の 1〜2 年は特に反省すべき点が多かったと感じます。**なんとなくうまくいくだろうはすべてうまくいかない、うまくいく確率を 1% でもあげる選択肢を考え続け、日々修正し続ける地道な努力が日の目を見る**ことは実感しています。

Q6 チームビルディングと採用戦略

A 採用に関しては、リファラル、ダイレクトリクルーティング、エージェント等さまざま活用しています。コアメンバー獲得に関してはリファラルやダイレクトリクルーティングでないと難しいと聞いていましたが、その通りだと思います。エンジニア採用に関しては弊社のCTOに一任していますが、自身のコミュニティーネットワークから採用した方も現在は活躍しています。私の場合はカーブアウトという特殊事情であったためコアエンジニアが最初からいましたが、キーとなるエンジニアと出会う回数を増やすべくコミュニティーは拡げるにこしたことはないと思います。**いいエンジニアがそのへんをふらふらしていることはなく、しっかり口説きにいくのが重要**です。

Q7 資金調達の経験

A 資金調達に関して比較的大きなラウンドはエクイティーで2度やっています。わが社はCFO不在のため代表の自分がまだメインで動いています。一般的な形でVC／CVCをドアノックし進めてきた形です。1回目の大きな調達が商社系CVCからでpreDDとDDで半年かかるくらい大がかりなものでした。Early stageにしてはかなり複雑でしたが、主に自分一人で対応してきたことは大きな経験値になりました。自身の専門分野ということで事業自体のことは自信をもって話せるとは思いますが、やはり自分が当たり前だと思っていることが一般業界では当たり前ではないので、話し方には最初苦労した記憶があります。資金調達が順調な企業をみていると大抵いい右腕の方がいます。今となってはですが、自分一人ですべてやろうとすると限界があるので、医師が最初に起業する際は**資金調達経験が豊富なチームメンバー**（おそらく

ビジネスのコアメンバーになると思いますが）**とタッグを組むことが成功の秘訣**だと思います。特に最近は医師とエンジニアで事業計画をもっていても、実行する確度がより求められるので、その人材がいなければ投資に至らないという話もよく聞きます。

Q8 失敗談と学んだこと

A 個人的には起業後、立ち戻れる失敗を多く繰り返すことは非常に重要だと考えています。治療がうまくいった患者のことは覚えていない一方、**苦戦した患者のことはよく覚えているのと同様**です。きちんと考えて失敗する経験は何事にも代えがたい財産になります。具体的な各論はこちらでは割愛しますが（直接お話しする分にはもちろん共有させていただきます）失敗談の経験値と示唆は極めて価値が高い一方で**文字で読んでもわからないことも多いので、誰か経験者と話をしてみるのがいい**と思います。医師起業家の方々をみていますと、皆同じ道に入ろうとする方々の相談はウェルカムに受けています。自身も表舞台にはあまり出ていませんが、3カ月に1人くらいは相談にきてくれており、きちんと自分の経験値はお伝えするよう心がけています。

Q9 今後のビジョンと目指す社会像

A まだ明らかにいえない点もあるので言及は一部だけにしますが、やはり海外展開は大きなイベントと考えます。事業プロダクトは海外需要も確認できており、JICA／JETROのプロジェクトにも採択されいろいろ探ってきました。今後、海外展開することで日本の素晴らしい医療を世界に展開することも可能になり、日本の医療自体を世界に誇れる産業（自動車産業に続く）にできればと考えています。個人的には**日本の医師のglobal進出が当たり前になり、世界をリードできる夢あ**

る世界を実現させたいと考えています。日本は先進的な医療を目指しその分野のど真ん中で第一人者になっても経済的には貧困になるという一般社会とは逆の構造が現実です。米国では教授がいい車に乗り、日本の教授は質素な生活をするとよく比較されますが、自己犠牲をして**患者のために働けば働くほど報われる世の中にしたい**という想いは強くあります。

Q10 これから起業する人へのアドバイス

A これから起業する医師・医療者には、**やると決めたら恐れず立ち向かってほしい**というシンプルなメッセージをお送りしたいと思います。やらない後悔よりやってからの後悔の方がいいですし、起業してはじめてみえてくる世界もたくさんあるので、もしやって失敗しても何度でも引き返しはできると考えます。ただ逆に安易に起業を促す風潮も最近ないわけではないと思っており、そこは慎重にするべきと考えます。医療業界でも皆が課題と感じているようなtopicに関しては既に事業化されているケースが多く二番煎じになりがちです。よっぽどの差別化要素が語れなければ資金調達も難しい気がします。ただ**独創性ある研究の成果の実用化やその分野のスペシャリストが起業するケースはまだかなりチャンスがある**と思いますので、是非日本を代表する企業を目指していただきたいと思います。医師としての経験がない状況で起業し、単なる医師免許をもってる実業家になり、方向性を見失っている人もいます。焦らずに自身のキャリアをしっかり考えて意思決定していただければ幸いです。

最後に、当たり前ですが起業するにあたって、自分自身の問題だけではなく周囲や家族も大きく巻き込むことになります。自分は妻が良き理解者であり背中を押してくれ感謝に堪えないですが、**起業する際はご家族にしっかり理解してもらうこともとても重要**だと考えます。

12 本田 泰教　株式会社 OPExPARK

加藤先生からの一言コメント

本田先生の取り組みは、手術室の DX 化と医療教育のデジタル化を通じ、医療の質向上と医師の働き方改革の両立を目指す先進的な挑戦です。医師の経験とビジネスの視点を融合させた姿勢は、多くの医療系起業家の参考になります。チームビルディングの重要性を説く先生の経験から、医療イノベーションの可能性を感じます。

1 章　医師の起業ケース

13

松村 雅代

株式会社 BiPSEE
代表取締役 CEO
医師

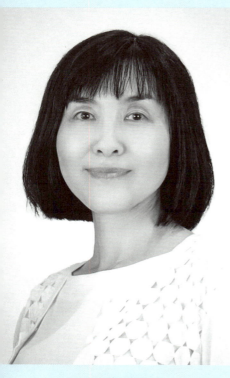

◆日本内科学会認定医
◆日本心療内科学会認定登録医
◆労働衛生コンサルタント(保健衛生)

Masayo Matsumura

筑波大学卒業後、㈱リクルートを経て、Case Western Reserve Univ.（米国）へ留学しMBAを取得。
米国医療ベンチャーSkila日本支社代表等を経て、2002年岡山大学医学部に学士編入。
2006年医師国家資格を取得。
岡山大学病院・横浜労災病院にて心療内科専門研修を修了。
2014年より昭和大学附属烏山病院等で成人発達障害外来を担当（～2021年）。
並行して、JFEスチール㈱、㈱NTTデータ等で産業医。
2017年、株式会社BiPSEEを設立。

企業プロフィール

創業年	2017年
従業員数	10人（役員3人を含む）
住所	東京都渋谷区道玄坂1-10-8 渋谷道玄坂東急ビル2F-C

https://bipsee.co.jp/

2017年	東京都渋谷区にて株式会社BiPSEE設立
2021年	高知大学医学部「医療×VR」学講座を開設（寄附講座）
2023年	NEDO「ディープテック・スタートアップ支援基金／ディープテック・スタートアップ支援事業」に採択
2023～2024年	BiPSEE Depression（仮）の探索試験を実施
2024年	独立行政法人医薬品医療機器総合機構（PMDA）より「プログラム医療機器に係る優先的な審査等の対象品目」に指定

「いろいろな健康を生きる」を支える
− VR デジタル療法・メタバース・そして AI −

Q1 起業前の経歴と起業のきっかけ

　　会社員を経て、米国へ MBA 留学。日米の医療系スタートアップで事業開発を担った後、学士編入し、医師となりました。医療と向き合うきっかけは、大学卒業後、入社早々に続発性無月経となり、通院していた大学病院の医師の対応から、医療の在り方に疑問を持った経験でした。ある日、診察室に入ると、突然、臨床実習の医学生たちに囲まれました。主治医が私を指さして、「この人、少し毛深いでしょう？」と説明を始めたのです。後に、主治医は多嚢胞性卵巣症候群を鑑別診断に挙げて説明していたのだとわかるのですが、その**無神経さに私は強い憤り**を覚えました。**医師ではない立場から医療を変えたい**と考え、米国で**医療経営学を学ぶために MBA 留学**。「医療サービスの消費者として患者に対応する医療の実現」を目指しました。その後、医学のバックボーンを持つほうが物事を進めやすいという考えに至り、医師となりました。研修医・専攻医時代は、毎日必死に臨床に向きあいました。その中でも、システムとして医療と向き合いたいという思いは強いものがありました。起業に至る方向性は、日々の臨床の中で明確になっていくことになります（Q2 参照）。

Q2 提供しているサービスの概要とその着想

　　2 種類のサービスを開発・提供しています。
　　BiPSEE Depression（仮）は、**うつ病治療を目的としたプログラム医**

療機器（Software as a Medical Device：SaMD、Digital Therapeutics：DTx）**を目指しているサービス**です（図1）。開発のきっかけは、私が発達障害外来で直面した、従来の治療法では**対応困難な臨床の課題、過剰な反すう症状**です。反すう症状そのものは、病的なものではありません。しかし、過剰な反すうは、ネガティブな考えが頭の中を駆け巡り続け、うつ病の発症や増悪の要因となることが知られています。解決法を探す中、第3世代認知行動療法が有効であるとの論文に出会いました。第3世代認知行動療法は考え方そのものを変えるのではなく、考え方が自分におよぼすネガティブな影響を最小化することを目指します。メタファーやビジュアルの活用も多く、**VRでより効果的なスキルの習得が可能になる**と考えました。VR視聴を自宅で行い、連携するwebアプリで日常生活でのスキル活用を後押しするプログラムとなっています。

　BiPSEE VR Solutionは、上記で得られたノウハウから、パートナー企業・組織と共に課題を解決するプロダクトの開発です（図2）。現在、がん患者の苦痛・不安の緩和、視線解析技術を用いたソリューション提供、メタバース空間での集団療法システムなどを開発しています。

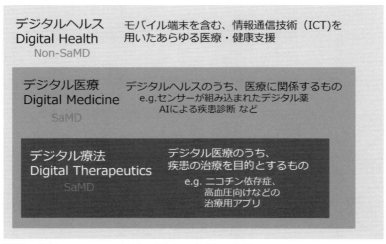

図1　デジタルヘルス・デジタル医療・デジタル療法

VRデジタル療法
BiPSEE Depression: VR・Web連動の治療プログラムにより、新たな治療の選択肢を提供

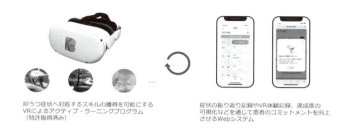

図2 VRデジタル療法　BiPSEE Depression（仮）

Q3　ビジネスモデルと収益化戦略

A　BiPSEE Depression（仮）は、**薬事承認・保険収載を目指してい**ます。薬物療法を中心とする従来の方法では治療が困難であるUnmet Medical Needs（UMN）の解決を担うことから期待は大きいと考えています。**先行者優位を活かし、薬物療法等の従来の治療法との併用・補完という形で普及**させていく予定です。

BiPSEE VR Solution は、パートナー企業とのレベニュー・シェアを想定しています。プロダクトによってはVRプログラム医療機器として薬事承認・保険収載を目指すものも出てくると考えており、パイプラインの拡大に寄与すると考えています。

Q4　競合との差別化ポイント

A　2017年の起業当初、外科領域等でのトレーニングにVRを活用する企業は見られたものの、治療を目的としたVR療法を手掛ける企業は国内外に存在していませんでした。米国では、2016年頃から、

入院中や医療的処置中のリラクゼーション目的でのVR活用が注目されるようになり、メンタル領域におけるVR活用の可能性を感じていました。その後、2018年にリハビリテーションを目的としたVRプロダクトが米国で薬事承認（FDA承認）を取得し、VRの活用は有効な治療の選択肢となることを確信しました。また、米国のVRコンテンツのビジュアル表現は、シンプルな印象を受けました。**アニメやゲームの領域で日本のコンテンツ力を担うクリエイターとのネットワークを活かすことで、国内のみならず、グローバルな市場においても優位性を保つ**ことができると考えています。

Q5 起業後の現実と当初の想定とのギャップ

A　起業当初は、準備段階も含め、高揚感に包まれていました。アクセラレーター・プログラムに応募し、ピッチを経て選出され、起業家としてのABCを学ぶこと、学んだ知識を活かす機会が溢れていること、テンポ良く動いている感覚は、とても心地よいものでした。臨床を1回/週の頻度で継続し、一臨床医として患者と向き合う時間を持ち続けたことも、私にとっては良いバランスであると感じていました。しかし、**思っていた通りだったことは、よくも悪くも、ほぼ皆無**です。

　人は、日々進化するものなので、ある時点で思っていたことが次の瞬間には古くなり、結果として予想外の出来事に遭遇することは、ある意味自然なこと。特に**起業家は、スピードある成長を求められるので、予想外の状況に遭遇することが日常**であると感じます。

Q6 チームビルディングと採用戦略

A　起業前、私は「発達障害者のためのプログラミング・スクール」の開設・運営に関わっており、そのプロジェクトの場を通じて出

会った方々が初期のメンバーでした。ところが、2020年春、当時ただ1人のエンジニアが「成長を感じられない」という言葉を残して退職。最大の危機を迎えました。相談したのは、上述のプログラミング・スクールで知り合った未踏エンジニア（独立行政法人 情報処理推進機構が認定する日本を代表するエンジニア）。彼を通じて、彼の先輩（現弊社 Chief Product Officer：CPO）や友人が参画してくれました。現在、<u>エンジニアやデザイナーは、CPOの幅広いネットワークからの採用がメイン</u>となっています。個々の得意分野や性格を把握し、プロジェクトで求められるスキルとのマッチングを踏まえた起用は、弊社の強みであると考えています。また、出資いただいているBeyond Next Ventures株式会社の支援も大きいところがあります。同社からの紹介でChief Operating Officer（COO）を迎えることができ、強い経営チームを組成することができました。

Q7 資金調達の経験

<u>立ち上げ当初はエンジェル投資家を中心に資金調達</u>を行いました。大型の調達は2021年に初めて実施しています。うつ病向けVRデジタル療法〔BiPSEE Depression（仮）〕の研究開発を目的として、Beyond Next Ventures株式会社をリード投資家とし、ANRI株式会社、Scrum Ventureより調達いたしました（プレシリーズA）。2023年には、上記に高知銀行系のオーシャンリースを加えた<u>4社より資金調達</u>。研究開発の加速と共に、高知大学で研究を行っていることから、高知全体で支援いただく体制を実現しました。<u>評価のポイントは、研究開発の進捗と経営チーム体制</u>です。臨床現場への深い知見を有する医師である私が代表であることに加え、プロダクト開発担当のCPO（VR研究者・エンジニア）、事業推進担当のCOO（コンサルティング・ファーム出身）が揃っていることで、ディープテック・スタートアップとしての事業遂

行力、やりきる力を評価いただきました。

Q8 失敗談と学んだこと

A 継続的に「反省」していることがあります。それは、今自分が把握している自分の仕事を、できる限り早く完了させようと、睡眠時間を削る傾向です。「今できることを全力でやりきる」は、医師となる前も私の仕事のスタイルでしたが、医師となってからは、臨床を担う者の責任として、実践を心がけてきました。やりきることで得られる達成感や安堵感は、心地よいものでもありました。しかし、**経営者の仕事は、短期的に全力を尽くすというアプローチでは、完了しないものも多く**あります。やみくもに短期的な完了を求めてしまうと、睡眠を削って時間を確保することになります。私の場合、疲労感が「頑張っている」という満足感に容易にすり替わってしまうため、**気づいた時には、パフォーマンスが落ちているという状況**に陥ります。**仕事の性格の違いを意識し、それぞれの時間軸を見極めて完了のイメージを持つことを心がけ**ています。

Q9 今後のビジョンと目指す社会像

A BiPSEE Depression（仮）については、2024年1月に、**独立行政法人 医薬品医療機器総合機構**（Pharmaceuticals and Medical Devices Agency：**PMDA**）の「プログラム医療機器に係る優先的な審査等の対象項目」に指定されており、**できるだけ早期に薬事承認・保険収載を実現**し、新たな治療の選択肢として臨床の現場に届けていきます。

　私の原点は「医療サービスの消費者として患者に対応する医療の実現」でした。私たちは、この概念を進化させた形で実現する力を持っていると確信しています。VRは、視覚・聴覚・時には触覚フィードバックを

組み込んでリアルな3次元体験を実現することができます（他者とのインタラクションを含む）。さらに、ユーザーの振る舞いをデジタル・データとして保存することが可能です。患者は、自ら対応スキルを習得し、患者のスキル習得のプロセスや改善の状況はデータ化され、治療者と共有するという医療が可能となるのです。**患者は、もはや単なる医療サービスの消費者ではなく、治療側と連携するパートナー**です。さらに、デジタル・データは、デジタル・バイオマーカーとして、診断や症状の改善の客観的な指標として活用されていきます。また、デジタル・データとAIを組み合わせることで、個々人の状態に合わせたプログラムの個別化が実現されます。そして、**誰もが自律的に自らの心身に向きあうことが可能になり、病気と健康という境界を意識することなく、日々の変化を踏まえたメンテナンスを行うことがあたり前という世界**を実現できると考えています。

Q10 これから起業する人へのアドバイス

A　読者の皆さんの多くは、医師・医療者であると思います。臨床の現場でUnmet Medical Needsに気づき、それを満たすべく、起業を検討しているのであれば、是非、一歩を踏み出されることをお勧めします。具体的には、まず情報収集。前出のBeyond Next Ventures株式会社（BNV）等では、気軽に参加できるオンライン・セミナーを開催しています。対面でのイベントに参加し、同じような志を持つ方とつながることも有意義です。また、前出のBNVは、投資先のスタートアップでのインターンシップを支援するプログラムを提供しています。時間を確保できる環境にいらっしゃる方には、お勧めです。

起業前の自分に対しては、「**私らしく、直感的に起業を決意し実践したことを評価する**」と伝えます。私が見出し選択して掲げたテーマは、合理的・論理的な理由があるだけではなく、自分でもよく説明できない

けれど、とにかく強く私を惹きつけるものなのです。スタートアップの経営は、終わりのない苦しさが続くように感じる時もありますが、少しでも前に進むことで喜びを得ることができるのは、この直感的に選び取ったテーマが起点であるからだと思うのです。自分の力不足を痛感し、悔しく悲しいと感じることも少なくありませんが、結果として、個人で対峙するのではなく、経営チームとして、時に応援してくださる方々との集合体として対峙するという視点を持つことができるようになりました。**自分という部分最適ではなく、総体として世の中にどんな価値を生み出すことができるか、という全体最適を意識できる**のは、起業というスタートを切ったことにより、生み出されたものです。

加藤先生からの一言コメント

松村先生の取り組みは、VRを活用したメンタルヘルスケアという新しい領域に挑戦する革新的な試みです。臨床経験から生まれた課題意識と、ビジネス視点を融合させた姿勢は多くの医療系起業家の参考になります。患者をパートナーと捉える発想は、これからの医療の在り方を示唆しています。

医療
医師・医療者のための
スタートアップ起業ガイド
起業

14

山田 裕揮

株式会社 Medii
代表取締役医師
東京医科歯科大学客員准教授

Hiroki Yamada

2014年	和歌山県立医科大学医学部卒業
2014年	堺市立総合医療センター　初期研修医
2016年	聖路加国際病院　内科専攻医
2017年	慶應義塾大学病院　リウマチ膠原病内科　助教
2020年	株式会社Medii　設立／代表取締役医師
2021年	慶應義塾大学　医学部医学科医学研究科卒　医学博士号取得
2021年	東京医科歯科大学　客員准教授

企業プロフィール

設立	2020年2月20日
従業員数	26人（2024年7月末時点）
住所	東京都新宿区新宿1-24-12 THE GATE 新宿御苑 2F

https://medii.jp/

「誰も取り残さない医療を」をミッションに掲げ、患者の診断や治療方針に悩む主治医が、近くにいない専門領域の専門医に症例をチャットで無料相談できる「E-コンサル」を提供。1,500名以上のエキスパート専門医の協力のもと、全ての専門領域の相談に対応し、2023年には厚労省指定難病患者数の99％を占める疾患をカバー。E-コンサルの活用により、専門性の高い疾患を抱える患者の早期診断と治療最適化が促進され、医師患者や製薬企業などさまざまなステークホルダーにも利のある持続可能なヘルスケアエコシステムの構築を実現し、2023年末時点で国内では最も多くの医師が専門医に相談するプラットフォームに成長。

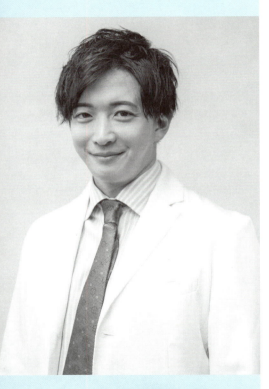

◆日本リウマチ学会専門医・指導医

専門性の高い希少難病の課題を仕組みで解決し、誰も取り残さない医療を実現する

Q1 起業前の経歴と起業のきっかけ

A　起業するまでは膠原病内科専門医・指導医として総合病院や大学病院で勤務していました。免疫内科の臨床医、医学博士であると同時に私自身が難病患者でもあります。中学時代に現れた原因不明の症状で入退院を4回し、9年後の医学生の時に厚生労働省指定難病であると診断されました。この時の診断や治療に苦慮した経験から、**自身と同じ境遇で苦しみ続けている難病患者を救いたいと思いを抱き、膠原病内科医**となりました。しかし、臨床、研究を極めし優秀なエキスパートの先生はたくさんいるにもかかわらず、全ての患者がその専門医にかかれるわけでもなく、医療も専門細分化しているため一人の医師で全ての地域、疾患をマスターすることは現実的ではない。私を含め**それぞれの医師が独力でできることの限界**を改めて感じ、より多くの難病患者を救うためには、医療構造の中で仕組みそのものを変える必要があると考えるようになりました。そこからは、どのような手段が良いのかを徹底的に調べて考え始め、**スピード感を持ってより社会に大きなインパクトを残す**ためには人も資金も必要であるとわかり、総合的に判断した結果行き着いたのは**スタートアップとして起業**することでした。

Q2 提供しているサービスの概要とその着想

A　Mediiが提供する「E-コンサル」は、**難病や希少疾患、がん領域を含めて難しい症例を持つ患者の診断や新薬の使い方に悩む主治**

医と、全国のどこかに点在するその専門領域のエキスパート専門医を迅速にマッチングし、チャットで症例相談・学習ができる、完全無料の医師向け専門医相談アプリ、webサービスです（図1）。

医学は日進月歩の進化をつづけており、医療の高度化・専門分化が進んでいます。それゆえ、一人の医師が全ての疾患に精通することは、これまでより一層困難となってきています。特に、数千種類あると言われている希少疾患や難病については、希少であるがゆえ一人の医師が経験する数も限られますし、疾患の診断自体が難しく、効果的な新薬が開発されても患者に届いていないという現状があります。

こうした希少疾患・難病領域における社会的課題や、医師・患者のニーズに応えるために、難病を患う患者として、難病を専門とする専門医としての経験に基づき開発したのがE-コンサルです。主治医がエキスパート専門医への症例相談を経て最先端の知見に触れることで、希少疾患や難病の早期診断・最適治療を促進させることを目指しました。

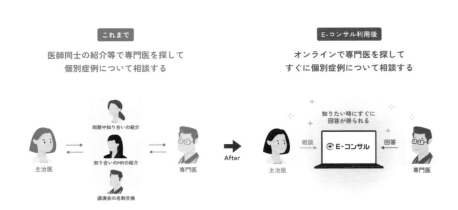

図1 医師が難渋症例に出会った場合
E-コンサルで医師同士をつなげ、難渋症例を解決に導く。

Q3 ビジネスモデルと収益化戦略

A Medii では E-コンサルが持つ「医師間の症例相談プロセスに介在する経済的価値」を活かし、過去になかった独自のビジネスモデルを展開しています。

E-コンサルによって医師が抱える**難渋症例が顕在化することにより早期診断・最適治療が促進されることは、結果として製薬企業が開発した新薬が患者に届けられ、その新薬の市場が拡大**することを意味します。そこで、製薬企業と連携しながら、E-コンサルを活用した新たな疾患啓発プロジェクトによる価値提供という形を確立しました。

この独自のビジネスモデルを展開することで、**患者・医師・製薬企業それぞれの需要を満たす価値や利益を提供**し、経済性と公益性の両立を実現できています。経済的価値と社会的価値の両軸を追求することにより、拡大再生産を繰り返すヘルスケアエコシステムを構築しています。

Q4 競合との差別化ポイント

A 臨床疑問を抱える主治医と専門医をマッチングして症例相談を個別に行うという E-コンサルというサービスは、狭義には国内に私たちの他にないという認識です。海外では欧米中心に eConsultation という医師が専門医にオンラインで相談するサービスを提供しているスタートアップが複数ありますが、私たちと同じビジネスモデルの企業は 2024 年現在ありません。ただ広義には、医師が医師に相談を含めてコメントできる掲示板形式で広く意見交換できるサービスは複数社あります。

なぜ自分たちもやれると思ったかというと、どこの企業も掲げているミッションが私たちとは異なり、希少疾患や難病の患者とその目の前で悩んでいる主治医の具体的な課題を解決することで「誰も取り残さない

医療を」実現するというミッションを掲げる企業は他になかったからです。私はミッションを実現する手段＝Howとして起業を選択しただけで、「起業したい！　経営者になりたい！」ということを「目的」としたモチベーションはありませんでした。**希少難病というニッチな領域で誰も注目していなかった**としても、自分が難病患者かつ難病専門医の当事者であるからこそ、「この医療課題を絶対に人生を懸けて解決したい！」というWhyを持ったチームが単純に他になかったから創ろうと思っただけなのです。

Q5　起業後の現実と当初の想定とのギャップ

A　書籍を読み漁ったり、多数の起業家や各種専門家の方とお話しさせていただいたりしていましたが、結論、思っていた通りのことなんて実際はほとんどありませんでした。失敗やハードシングスは数えきれないくらいあります。私の場合は臨床医、Ph.D.を持つ研究医としての経験はあれど、ビジネス経験はなくMBAを取得していたわけでもありません。今振り返ると、自分の力不足で書籍の情報はイメージさえ付かないことばかりで、10〜20%くらいしか理解できていなかったように思います。逆にビジネスしか知らない人が専門医学書を読み込んでどこまで診療できるのか？　と言われても、難しいのと近いです。その点、同じ体験を通じて苦悩を体感されてきた先輩方のリアリティを持ったお話は、その時の課題の解決策として活きて、単なる情報に留まらない形で今も頭にあるイメージです。ただそれも、聞いていた通りと思えることはかなり一部です。共通しているのは、失敗をするポイントは皆ある程度近いため**"予防"できる範囲は学べる**、けれど**誰も解いたことのない社会課題を成功、"治療"させるという観点では決まった正解がない**ことです。その方法を開発するために"絶対に"どんなことがあっても諦めないマインドだけが、唯一思っていた通り大切なことだと感じてい

ます。

Q6 チームビルディングと採用戦略

A まず**戦略に基づいた組織作りが重要**だと考えています。創業時の最初の仕事は「なぜ、何をしたいのか」というミッションを確立し、解決したい課題において近接する市場の大きさと構造を可能な限り把握し、顧客がお金を出してでも欲しいとされる本質的なニーズを突き止めることだと考えています。その後に事業戦略を立て、実現していくためにはどういう人たちが必要なのかという採用観点に初めてつながります。採用において大切にしていることは、同じ世界線を目指したいというベクトルの方向性（Will）、それを極力大きくしようと思う価値基準観（Value）が近く、ベクトルの向きを"調整"できる柔軟性＝"柔らかいベクトル"を持つ人を仲間にすることです。**エンジニアに関しては**、資金が限られるため**創業当時は、設計・開発・運用・保守・アップデートなど幅広いITスキルを持つ「フルスタックエンジニア」を探し**ました。心当たりがありそうな方にひたすら会い「○○で優秀と思う方を3人挙げて欲しい」と尋ね続けました。そのうちに挙がった名前が重なった人を紹介していただきました。創業当時のフルスタックエンジニアも、ビジネスサイドのパートナーとなるCOOの筒井も、**それぞれ200人くらいに相談させていただき、結果としてご縁**をいただきました。大切なことは互いに「一緒にやりたい！」と思える信頼関係はさることながら、その人たちの人生を背負う責任と彼らの視点で「何がハピネスなのか？」を常に真摯に考えて徹底的に話し合うことだと感じています（図2）。

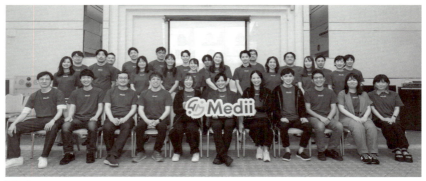

図2 Medii のメンバー
2024年6月の全社合宿「Medii Boost Camp」の様子。

Q7 資金調達の経験

A 　資金調達は2024年上半期時点でエクイティファイナンス（投資を受ける）とデットファイナンス（融資を受ける）を行っています。基本的には、デットが十分にできればそれに越したことはないですが、潤沢な事業キャッシュフローも担保もほぼなく新しいビジネスモデルや事業を創造するスタートアップが創業初期で選べる選択肢は日本政策金融公庫くらいです。そのため、エクイティが一般的ですが、研究開発系等の一定の条件を満たす事業であれば研究費や助成金、補助金などを上手く活用することも選択肢です。これらを踏まえて、基本的に不可逆的となる資本政策で私が考える大切なことは二つあります。

　一つ目は、**投資家選び**です。投資家の方に何を期待するかを明確にした上でですが、毎日事業に真摯に向き合う起業家や経営サイドの良き理解者、支援者であるスタンスの投資家が望ましいかと思います。特に重要視するのは、辛い状況も一緒に乗り越えながら、企業や事業にレバレッジを掛けられる仲間として選ぶことです。

　二つ目は、資本政策の次のフェーズを見越した上で、**実績や正しい市**

14　山田 裕揮　株式会社 Medii

場評価と大きく乖離したバリュエーション（時価総額）は許容しないこ**とです。自分たちの適正範囲以上のバリュエーションを付けてしまうと実績や数字が次の調達までに追いつかせるハードルがとても高くなり、適正な市場価格が求められる VC からの調達や IPO は難しくなり、事業会社も M&A で買収するには高額過ぎて、Exit（投資家が利益を得られる機会）における選択肢を制限してしまうことにつながってしまいます。そうなると、売上を圧倒的に増やして利益を出せるようにするか、可能な限りのコスト削減をして資金ショートを防ぐか、既存株主の理解を得てダウンバリュエーション（時価総額を下げる）で資金調達か M＆A を目指すこともあります。多くの起業家の先輩方からこれらの話を聞いていたので、資本政策はかなり慎重に、同時に可能な限り妥当性を高められる<u>実績を持って適正と考えられる範囲のバリュエーションでの資金調達</u>をしてきました。

Q8　失敗談と学んだこと

A　一番大きな過去の失敗は「組織、チームづくり」です。組織崩壊と言っても過言ではないリスタートをしたことがあります。理由は今は明確で、全ては私自身が然るべき採用、組織開発における<u>あるべき判断軸をもって意思決定ができていなかった</u>からです。ひとえに私が経営者として、人としての至らなさから多くの人にご負担とご迷惑をかけてしまった、という反省があります。結論としての理由はバリューに基づいた採用や組織開発ができていなかったことが大きな要因だと考えています。実は、割と初期の段階でバリューの言語化はしていて今と変わっていないのにもかかわらず、本質的な実行力が伴っておらずその価値基準や行動指針に沿ったチームづくりができていませんでした。だからこそ、人一倍その<u>学びを通じて今は最高のチームとカルチャーを皆で一緒に</u>形作れてきていると体感しています。

1章 医師の起業ケース　237

Q9 今後のビジョンと目指す社会像

A 今、医学は日々進歩して、年々新しい診断技術、治療方針がアップデートされていっていること、特に今まで光が当たってこなかった難病や希少疾患という領域にフォーカスされていることは、難病患者の一人としても、難病を専門にする現場臨床医としても本当に頼もしく嬉しいことです。しかし、同時に現場臨床医がそれらを全てアップデートしていくことは相当にハードルが高くなっていて、2024年から始まった医師の働き方改革もその傾向を加速させています。つまり、**新しい診断、治療アップデートがあっても、患者にそれが皆リアルタイムに届くかというと難しい状況**であり、今後もその課題は加速していく未来が見えているので、難病や希少疾患における新しいインフラが必要となっています。まさに、ここに Medii E-コンサルが存在する意義があります。ガイドラインや論文としても出ていないような**暗黙知としての知見や経験を持つエキスパート専門医に、個別の臨床疑問をオーダーメイドに解決**していただけることが、現時点でより多くの難病患者が救われる世界線に近づけると考えています。そして、現状は人の力のみに頼る形に見えますが、私たちのプラットフォームには他にはない希少疾患、難病における暗黙知がデータ、情報としてどこよりも集積しつつあります。これらを最大限活用した仕組みづくりにより、エキスパート専門医のご負担を軽減し、今後はその内容のチェック体制を築く形にできると考えています。日本に限らず世界中同じ課題があり、より多くの患者を救っていけて、海外の専門医が日本の患者を救ってくれることもあれば、逆に日本の専門医が別の国や地域の患者を救うこともできます。**長い目でみると**日本では使えない新薬が多くあるという**ドラッグロス・ラグの課題解決**にもつなげていける未来を観ており、その先に私たちが目指す**"誰も取り残さない医療を"** イメージしています。

Q10 これから起業する人へのアドバイス

A 常に自らのWill、「なぜ何を実現したいのか？」を自ら問い続けて、何があっても熱意を絶やさないことです。

「起業をHowでなくWhyで捉えると何になるか？」「なぜ？　何を求めているのか？」「それは起業以外では絶対にいけないのか？」「どんなに苦しく辛くても、人生を賭けて、過去の自分を捨ててでも自分が信じる新しい未来を描き、多くの仲間やその家族、事業に関わる全ての人への責任を背負えるか？」それに自信を持ってYESと答えられるなら迷わなくても大丈夫！　逆に、少しでも迷うようなら別の選択肢を考え抜いてもいいと考えています。**Whyによっては起業という手段としてのHowが最良だとは限らない**と思うのです。

当時の自分へのメッセージがあるとすると、以下を送ります。

「全ては自分の責任であることを認められる強さを持ち、辛い選択も、本質的なものであれば勇気を出して取捨選択する。**失敗は途中で辞めなければ成功への糧となり、環境や他人は変えられなくても、自分の考え方と行動だけは変えられる。ニーズに沿って柔軟に考え行動**し、そのままどんなことがあっても絶対諦めないこと。そして、戦略に基づいて仲間を選ぶ時には、柔らかいベクトルの基準を持ち、高い心理的安全性とハイスタンダードを持ったアツい組織文化を育て続けること」

加藤先生からの一言コメント

山田先生の取り組みは、難病患者と専門医をつなぐ革新的なプラットフォームを通じて、医療の構造的課題に挑戦しています。自身の経験を原動力に、社会的価値と経済的価値の両立を実現する姿勢は、多くの医療系起業家が参考にすべき姿勢です。「なぜ」を問い続ける姿勢と、諦めない精神は、医療イノベーションを目指す全ての人の励みになります。

15

飯塚 統

メドメイン株式会社
代表取締役 CEO
医学生（起業時）

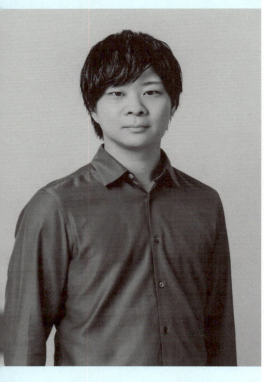

Osamu Iizuka

九州大学医学部医学科在学中に、深層学習や機械学習・Webを中心とした多くのソフトウェア開発を行う。ソフトウェアエンジニアとしてベンチャー企業勤務、シリコンバレーのピッチコンテスト優勝を経て、2018年に医療AIスタートアップのメドメイン株式会社を創業。
Forbes 30 Under 30 Asia、総務大臣賞、九州大学総長賞等受賞。

企業プロフィール

創業年	2018年
従業員数	40人
住所	福岡県福岡市中央区赤坂2-4-5-104

https://medmain.com

2018年	福岡県福岡市にメドメイン株式会社を設立
2018年	子会社の米国法人Medmain USA Inc.を設立
2018年	1億円の資金調達を実施（シードラウンド）
2020年	デジタル病理支援AI搭載クラウドシステム「PidPort」の提供開始
2020年	11億円の資金調達を実施（シリーズAラウンド）
2022年	PSP社と資本業務提携し、3億円の資金調達を実施
2023年	米国シリコンバレーにオフィスを開設
2024年	8.5億円の資金調達を実施（シリーズA2ラウンド）

医療現場の課題解決
病理 AI スタートアップ

Q1 起業前の経歴と起業のきっかけ

A 私は九州大学医学部在学中の 2018 年に、病理 AI スタートアップのメドメイン株式会社を創業しました。出身は東京の新宿で、家業では代々 100 年以上続くスーパーマーケットのチェーンを経営してきており、身近に会社経営を見ながら育ちました。**昔から科学が好き**で、特に物理学が好きだったこともあり、将来は物理学者になりたいと考えていました。

しかし、14 歳の頃から持病で腎臓病を患い、その治療のための長期入院や、またスポーツで靭帯を損傷してしまい、靭帯の移植手術とリハビリを経験するなど、病院で医師をはじめとした多くの医療従事者にお世話になりました。こうした経験から、当初の夢だった物理学者ではなく、私も**医療の分野で人に貢献できることがしたい**と思い、九州大学医学部に進学しました。

医学部に入学した頃より、直接患者さんを診る医師ではなく、研究を通して医学に貢献する新しい発見をしたいと思い研究医を志しました。医学部 1 年生の頃から研究室に通い、**研究の延長でプログラミングのスキルも磨いて**いました。その一方で、医学部でさまざまな医療現場を見て回る中で、多くのことが依然としてアナログに行われており、自分でも**何かソフトウェアの開発をすれば医療現場の課題を解決することができるかもしれない**と考え、友人と共に医療ソフトウェアの開発を始めました。これが現在のメドメイン株式会社の創業につながっています。

Q2 提供しているサービスの概要とその着想

A メドメインでは、**デジタル病理の領域において、病理プレパラートのデジタル化サービスの提供**に始まり、遠隔地の施設間をクラウドでつなぐ**遠隔診断支援**、**病理 AI による高精度で迅速な解析結果の提示**と、一気通貫したサービスの提供を行ってきています。特に病理 AI 開発において大きな強みを持っており、**深層学習によって全身の多臓器において高精度にがん検出可能な病理 AI を開発**してきています。

医学部で自分で医療ソフトウェアの開発を始めた当初、さまざまなプロトタイプのソフトウェアを作っていました。その中の一つに、液体中で動く細胞を認識してその動きを分析する機械学習のソフトウェアがありました。これは自分の研究の延長で作成したものでしたが、教授に見せたところ「**細胞の認識ができるなら、これを応用して病理診断に使えるのではないか、そういうソフトは今のところないよ**」とアドバイスをもらい、**病理 AI の開発を始める**ことにしました。当時、2015 年頃で、現在では主流となっている Deep Learning もまだ世の中にほとんど浸透していないような時期でした。

Q3 ビジネスモデルと収益化戦略

A メドメインの主な顧客は、病院、衛生検査所、製薬企業、医療機器メーカー、大学等です。当社製品である「PidPort」は、**病理等のガラススライドをデジタル化した画像データである WSI（Whole Slide Image）をクラウド上で利活用、保管管理するクラウドシステム**です（ 図1 ）。月間または年間の利用料をお支払いいただきご利用いただけます。画像ストレージは追加料金で容量を増やすことができ、AI 解析機能の利用には別途料金がかかります。また、**ガラススライドをデ**

15 飯塚 統　メドメイン株式会社

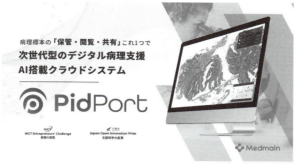

図1　デジタル病理を支援するAI搭載クラウドシステム「PidPort」

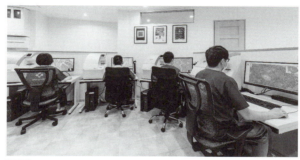

図2　ガラススライドのデジタル化を支援するイメージングセンター

ジタル化するスキャニングサービスを、初期費用なしで枚数に応じた料金で提供しています（図2）。

Q4　競合との差別化ポイント

　日本国内でメドメインと同様のサービスを提供している企業はないと認識しています。当社の事業は、病理AIの開発提供によって、病理や関連領域の課題を解決するところに大きなビジネスチャンスがあると考えたところからスタートしました。そして製品開発を進める中で市場への解像度が高まると、AIを提供する以前の課題も多い領域

2章 医学生・医療者の起業ケース　243

であることがよく分かりました。

　多くの施設で病理診断は物理的なガラススライドで行われてきていますが、**データ化することでガラススライドの劣化や破損を防ぎ、保管スペースの問題を解消**できます。また、データ化により画像解析を行ったり、遠隔診断に利用したりすることが可能になり、データ化には非常に大きなメリットがあります。また、**病理 AI の技術は創薬支援領域でも大きな力**を発揮します。

　このような経緯から、メドメインでは病理 AI の開発提供だけでなく、ガラススライドのデジタル化支援から遠隔診断に利用できるクラウドシステムの提供まで、一貫したサービスを提供しており、創業当初よりもビジネスの幅を広げてきました。

Q5　起業後の現実と当初の想定とのギャップ

A　正直に言って、創業時点ではスタートアップ経営に関する知識も経験も乏しかったです。しかし、走り続ける中で必要な知識を貪欲に身につけていけばどうにかなるだろうという、ある種の楽観的な考えのもと創業し、知識と経験を積み重ねてここまで来ることができました。創業時点で全てを理解した上でスタートするのは現実的に難しく、ある程度やってみないとわからないことも多いです。「自分ならきっと今後の困難を乗り越えていけるだろう」という自信のもと、よく考えながら常に成長し進んでいく道なのだと思っています。

　また、**医療業界でビジネスをすることは想像以上に大変**です。医療業界でスタートアップを始める方は、お金儲けよりも医療の課題解決を一番の目的にして、その課題解決を通じて売上拡大を目指してビジネスを展開しようとすると思います。しかし、**医療課題の解決と売上は必ずしもリンクしないことが多く、ビジネスを構築する難易度は比較的高い**領域だと思います。

Q6 チームビルディングと採用戦略

A 創業後、社員採用の一番の課題はソフトウェア開発を行うエンジニアの採用でした。私自身、ソフトウェア開発の経験があるためエンジニアのつてはありましたが、創業した福岡で優秀なエンジニアを見つけるのは難しいと感じていました。結果的に、社員第一号はたまたまオフィス近くの英会話カフェで出会った韓国人のエンジニアです。英会話カフェで自己紹介をしている際に、最近ソフトウェア開発企業を創業したと話したところ、たまたま同じ場にいた方が転職中のエンジニアでお話しする中で意気投合し、社員第一号となりました。

ソフトウェア開発企業としては、社員が全員同じオフィスにいる必要はないため、創業当初からリモートでの採用を行っていました。現在もエンジニアの多くはリモートで業務を行っており、海外在住の方も多いです（図3）。採用方法としては、求人広告やエージェントによるヘッドハンティング、知人の紹介など、さまざまな方法を駆使しています。

社員採用に際しては、業務に必要なスキルだけでなく、会社のカルチャーにマッチする方かどうかも重視しています。また、お互いに信頼感

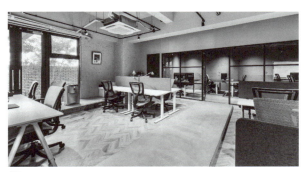

図3 本社オフィスの風景
奥にはエンジニア用にエンジニアルームも併設。

を持って仕事ができる方かどうかを、面接の際に確認しています。

Q7 資金調達の経験

創業後半年の2018年に、ソフトバンクのVC（ベンチャーキャピタル）などから1億円の資金調達を行いました。その後、**現在までに事業会社やVCなどから累計20億円以上の資金調達を完了**しています。創業から現在に至るまで、資金調達は私の重要な仕事の一つです。

事業フェーズが進むと資金調達に求められる内容も変わり、また資金調達は市場の影響を大きく受けます。当社はこれまで比較的順調に資金調達を行ってきたと思いますが、決してスムーズな道のりではありませんでした。特に2018年頃の創業時と比較すると、2024年現在はスタートアップ全般が資金調達しづらい環境にあり、**資金調達の難易度が上がっている**と感じています。

Q8 失敗談と学んだこと

当時はチャレンジだと思って取り組んできましたが、振り返ってみると数多くの失敗を経験してきました。その一つがエンジニア組織に関するものです。創業時から当社には多くの外国籍エンジニアが在籍しており、英語でのコミュニケーションでソフトウェア開発を行ってきました。しかし、開発しているシステムが医療機関で利用されるため、さまざまな場面で規制への対応が求められます。日本の規制に対応しようとしたとき、英語での開発はコミュニケーションコストが高く、うまくいきませんでした。**現在は、AI開発は主に英語圏のエンジニアが対応し、日本市場向けのシステム開発は日本のエンジニアが対応するように分けた**ことで、うまく機能しています。

会社で起こる問題の多くは人に起因するものだと思います。採用においても、痛い失敗と学びを経験してきました。以前は、求人サイトから応募いただいた方と比較して、知人紹介の方は採用フローが簡素化され、面談する回数も少ない傾向がありました。しかし、知人紹介であっても、実際に入社された際に会社のカルチャーに合うか、お互いに信頼感を持って仕事ができるかは別の話だと思います。簡素化された採用フローで入社された知人紹介の方に関連するトラブルを何度も経験しました。そのため、知人紹介であっても、通常と同様の採用フローで選考することが大事だと考えています。

Q9 今後のビジョンと目指す社会像

デジタル病理を支援するプロダクトとして、当社製品「PidPort」をリリースし、現在多くの施設でご利用いただいています。創業当初の想定よりもずっと幅広いシーンで製品をご利用いただく中で、今後より一層便利にご利用いただくために、それぞれの業務フローに最適なUXを提供するための機能開発や改良を進めています。また、院内システムや周辺システムとの連携も進めています。

コア技術である病理AIについては、病理画像を入力データとして全身の多臓器にわたり高精度にがんを検出する病理AIの開発が完了しています。AIによる解析結果の内容をより充実させるとともに、病理所見の生成AIの開発も進めており、大きな成果を上げています。さらに、**病理AIを診断領域で利用いただくために薬事承認申請**も進めています。

当社は、コーポレートミッションとして「テクノロジーでいつどこでも必要な医療が受けられる世界をつくる」を掲げ、**創業当初よりグローバルな医療課題の解決を目的**としています。日本国内での事業展開のみならず、海外展開にも力を入れており、アジア、アメリカなどのマーケットを中心に今後さらに販促を進めていく予定です。

Q10 これから起業する人へのアドバイス

A スタートアップの起業、そしてその後の経営は大変なことの連続ですが、一方で、これまでにない何か**新しいものを生み出し、世の中を変えていく過程はとてもエキサイティングで楽しく、大きなやりがい**があります。世の中や業界をこう変えていきたいという熱い思いをお持ちの方には、ぜひ起業していただきたいです。スタートアップを創業して何か新しいことをするのは決して簡単ではなく、何度も大きな壁にぶつかることでしょう。しかし、その時に「なぜ自分はこれをやっているのか」「世の中をどう良くしていきたいのか」という**確固たる信念があれば、困難な状況に直面しても諦めずに前進する方法を見つけ、乗り越えていける**と思います。ぜひ情熱を持ってチャレンジしてください！

起業する前の過去の自分に対しては、「さまざまな困難が待ち受けているが、強い信念と情熱を持ち続け、周りの意見も聞いて、よく考えて判断しなさい。そして、**結局のところ人が全てなので人を大切にしなさい**」とメッセージを送りたいです。

加藤先生からの一言コメント

飯塚先生の取り組みは、医学生時代から医療のデジタル化に挑戦し、病理 AI という革新的な分野を切り開いた素晴らしい例です。技術力と医療への深い理解を融合させ、グローバルな視点で事業を展開する姿勢は、多くの医療系起業家の励みになります。人材育成の重要性を説く先生の言葉に、医療イノベーションの未来を感じています。

医療起業

医師・医療者のための
スタートアップ起業ガイド

16 川端 一広

Contrea 株式会社
代表取締役 CEO
診療放射線技師

Kazuhiro Kawabata

2015年	東京都立大学 放射線学科卒業
2016〜2019年	がん研究会有明病院にて放射線技師として従事
2019〜2020年	Ailiis株式会社に転職
2020年	Contrea株式会社を創業

企業プロフィール

創業年	2020年
従業員数	正社員　22人
住所	東京都渋谷区代々木1-30-14 代々木ANNEX013

https://www.contrea.jp/

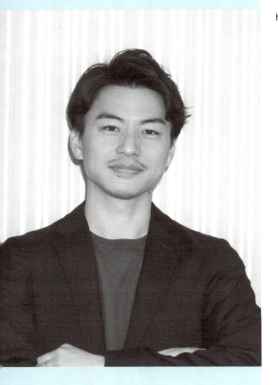

医療者と患者をつなぐプラットフォームでコミュニケーション円滑、患者満足度の向上と現場の効率化につなげる

Q1 起業前の経歴と起業のきっかけ

A 診療放射線技師としてがん専門病院で4年半働いていました。ローテーションが早い病院だったため、<u>レントゲンから始まり、CT、MRI、IVR、核医学を幅広く経験</u>することができました。<u>技師として働きながら起業を考え</u>、最初はVRを利用した医療画像共有サービスを思いつきました。退勤後は病院に21時くらいまで残り、独学でプログラムを書く生活を送っていました。また、研究費を獲得するなど、技師としての仕事の範囲外で精を出していました。

起業する前は（今もかもしれませんが）<u>他の人に「無理だよ」と言われたり、逆境に立たされたりすると、パワーが湧くタイプ</u>でした。仮面浪人をして大学受験をし直した時も、高3の担任に「もう夏なのに今からじゃ間に合わないし無理だよ」と言われパワーが湧き、結果的に第一志望に合格することができました。また、大学2年の夏休みに入る直前で先生から「放射線取扱主任者 第一種の試験を2年で受かるやつはいない」と言われて、なぜか火がつき、貴重な夏休みを1日10時間以上の勉強に捧げました（無事に合格しました）。起業する際も、<u>多くの人から「無理・無茶」「技師のほうが安定している」と言われましたが、それが自分のパワー</u>になっています。

Q2 提供しているサービスの概要とその着想

A 患者さんにタスクシフトしていく医療機関向けの「MediOS（メディオス）」を提供しています。MediOSは**医療者と患者間のやり取りに着目し、医療者が患者さんに「伝える」「渡す」、患者さんから「もらう」を簡単にするサービス**です。具体的には、**動画で医師や看護師の説明を再現する「説明支援」、情報収集を簡単にしアセスメントを自動で行う「電子問診票」、同意書の回収・管理を簡単にする「電子同意書」の機能**を備えています。

患者さんにタスクシフトすることで、患者さんの主体性が向上し、コミュニケーションが円滑になり、患者満足度の向上と現場の効率化につながることが特徴です。

サービスの着想のきっかけは、挫折経験にあります。当初考えたVR事業はテクノロジーを起点に考えてしまい、医療者・患者さん双方のニーズを捉えきれずに起業前にピボットしました。その後、医療者や患者さんの課題に向き合い、患者会などにも参加する中で、インフォームド・コンセントの情報格差が大きく課題が深いことが分かり、そこを解決したいと思い現在のMediOSのコンセプトが生まれました。

Q3 ビジネスモデルと収益化戦略

A MediOSは**病院やクリニックなど医療機関から月額または年額の利用料をいただくビジネスモデル**です。利用する機能数や診療科数に応じて金額が変動するため、ビジネス的には**アップセル・クロスセルのチャネルが豊富であることは強み**です。患者さんは無料で利用することが可能です。

儲かるのはもちろん重要ですが、それよりも**長期的にビジネスを展開**

し続けることが重要だと考えているため、置き換えて考えます。まず一番重要なことは、現場の課題と向き合い、解決し続けることです。コントレアではエンジニアも医療現場に赴き、自分の目で課題を捉え、もの作りのサイクルを回しています。次に、ビジネス視点としては、私たちのサービスはオペレーションの中に溶け込むため解約をされにくい構造があり、スイッチングコストの高さによって、LTV(Life Time Value)が高くなります。ただし、複雑な病院のオペレーションの中に溶け込むのは至難の業で、医療現場の理解が高いからこそできている強みがあります。

私たちのようなリカーリングのビジネスは、価値を出し続けない限り解約されます。この価値を提供し続けることこそが何よりも大事です。

Q4 競合との差別化ポイント

A 起業した当時は同じようなサービスをやっている競合はありませんでした。投資家も本当に市場があるかどうか懐疑的でした。しかし、戦略的に競合がいない未開拓市場を選びました。この医療業界ではシステムは5年以上の長期契約になっていることも珍しくないことと、政治的な側面で決まることもあり、リプレースはスタートアップとして不利だと考えたためです。

MediOSの一番最初の機能は、医師や看護師等の医療者の説明をアニメーション動画で再現し、患者さんに分かりやすく伝える「MediOS 説明支援」でした。起業前に、医師にヒアリングをした際に、ほとんどの医師が患者さんへの説明に「時間がかかる」「伝わらない」「家族に再度説明しないといけない」などBurning Needsがありました。その課題に対して、「動画があったらどうか？」と聞くと、「自分も考えたことがある」「そういうのを待っていた」「作ってよ」とポジティブな反応が多く、Solution Fit（課題に対してサービスが解決できること）しそうな

予感がしました。起業前の確信があったからこそ、未開拓だろうが、誰かから何を言われようが揺らぐことはなく、真っ直ぐ前を向いて進めました。

Q5 起業後の現実と当初の想定とのギャップ

A スタートアップという事業形態を取りながら、最初の2年間くらいはプロダクトと営業の仮説検証を続けていました。正社員はエンジニアの一人だけで、残りは業務委託の方やインターン生だけでした。2020年に起業してすぐに新型コロナ感染症が蔓延し、医療機関はどこも忙しくアポイントも取れず、事業の仮説検証が進まない状況が続きました。あの頃は、出口のないトンネルの中を彷徨っているような感覚でした。医療機関にも訪問できないため、公園で高齢者の方に声をかけてMediOSのUX/UIを検証するということもしていました。新型コロナ感染症という外的影響は予想外の出来事でした。

一方、当初から組織作りではミッション・バリューを大切にしており、

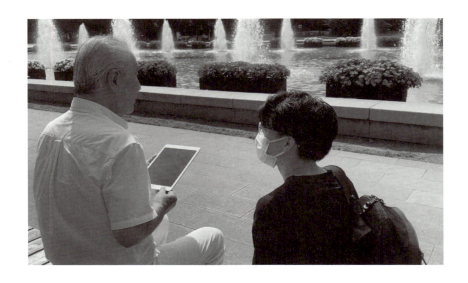

そのおかげで想いを共有し、ベクトルの揃った組織に成長していることには自信を持っています。コントレアを選んでいただいたメンバー全員に感謝しています。

Q6 チームビルディングと採用戦略

A 幼馴染の友人がエンジニアだったので、起業前からサービスの設計などを相談しながら少しずつ巻き込んでいきました。創業から4カ月後に正式に社員として入社してくれました。病院営業は想像以上に重く、売上も全然上がらなかったため、結局2年間は社員は幼馴染だけで粛々と開発を進めていました。2年経過後に、少しずつ採用ができるようになってきました。

エンジニアは特に採用が難しい職種の1つで、私たちも副業や業務委託から少しずつ巻き込んでいます。長い人だと関わり始めてから2年近く経ってから入社してもらうこともあり、<u>焦らずにタイミングが来るのを待つことが採用において重要</u>です。

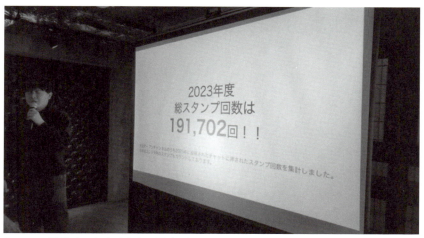

Slack に投稿するとたくさんの反応がある

採用は**リファラルや媒体、VC 経由など**さまざまです。共通しているのは、**スキルよりもミッションへの共感や Value を体現できるかなど、個人の特性を重視**している点です。おかげさまで強固な組織のカルチャーが醸成されています。

Q7 資金調達の経験

A 資金調達はしています。最初に資金調達をしたのは 2020 年 1 月に創業してから 4 カ月後の 5 月でした。まだその頃は、スライドとモックアップしかありませんでした。起業直後は投資家の知り合いなどもいないので、先輩起業家につないでいただきました。HP から直撃した VC もいますが、基本的には紹介してもらうことを意識していました。

幸いなことに、多くの方に応援いただき、資金調達を何度か重ねることができていますが、やはり valuation が高くなると交渉期間も長くなり難易度は高まってきます。また、点ではなく定期的にコミュニケーションを取りながら成長を線で捉えていただけている方のほうがコミュニケーションのしやすさはあります。

Q8 失敗談と学んだこと

A 資本政策、組織、プロダクトなど、失敗は尽きませんが、読者に少しでも還元できる汎用性のある学びとしては、「**プロダクトを作ってから販売していくまでの一連のプロセス**」です。開発する際、MVP（Minimum Viable Product）という必要最低限の小さい機能で作っていく考えがあります。この MVP は外れる可能性が高いため、いかにプログラミングなど開発せずに早く検証できるかが肝心です。モックと MVP の間に、擬似的 UX を届ける方法をもっと模索し、**スピーディーにユーザーの期待値と体験を揃えながら開発すべきだったと反省**して

います。また、MVPで課題解決ができたとしても、売れるとは限りません。私たちの場合、現場の課題解決はできたものの、売れませんでした。病院という巨大な組織では、事務の方を含めて根回しをしなければなりませんでした。**自分たちのプロダクトが誰の課題を解決するのか、誰の合意形成を獲得すればお金を払ってくれるのかを最初に整理**した上で、MVPを開発し検証を回すべきでした。SMBやクリニックなど、利用者＝決裁者の場合は課題解決に注力すれば良いですが、エンタープライズや病院が顧客の場合は最初から営業戦略を練る必要があります。

　上記のように、時間がかかってしまい失敗した背景には、「まずプロダクトを検証しよう」という考えがありました。**最初に検証すべきはプロダクトではなく、「ビジネスモデル」そのもの**です。ビジネスモデルにはプロダクトはもちろん、マネタイズモデルも含まれています。二兎を追う考え方で進めるべきでした。

Q9　今後のビジョンと目指す社会像

A　医療の質はこれまで治療方法や効果にフォーカスされることが多かったですが、手術が成功しても後悔する患者さんがいるのも事実です。**医療の質は「治療」と「医療者・患者間の関係性」が交わった時に最大化**されます。これまでは関係性を構築するには、医療者が時間をかけてなんとかするしかありませんでした。その結果、**「説明対応」が残業理由に挙がるなど業務負担になっていることは明白**です。さらに、今後の日本社会における高齢化問題、人手不足問題による需給バランスの崩壊を考えると、テクノロジーを活用して関係構築をサポートすることは必然の流れであり、その流れに対していち早くサービスを展開し、来たるべき未来に備えられるようにしています。

　そこで、MediOSでは**今までもこれからも、医療者と患者さんのハブとなることを軸**としています。患者さんへの直接的なサポートと医療現

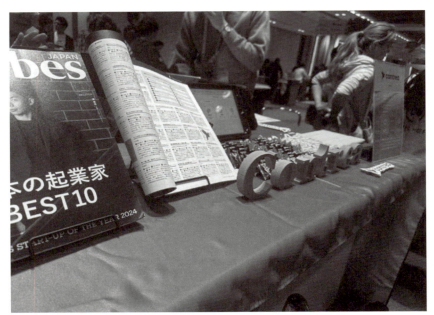

Forbes JAPAN 2024年注目の日本発スタートアップ100選に選出

場の整流化の両面から、医療者と患者さんが向き合う時間を最大化し、信頼関係の構築を支援していきます。患者中心で献身的に働いている医療者が患者さんから感謝され、報われるように、そして患者さん自身も納得・安心して治療に臨める世界を目指しています。「医療にかかわる全ての人に安心を」届けていくのが、コントレアの使命です。

Q10 これから起業する人へのアドバイス

A まず、過去の自分へのメッセージです。「起業が合わなかったら技師に戻ろうと思っているだろうけど、起業家人生が面白くて、きっと戻ることはないくらい毎日楽しく働いているぞ！ VR事業に関してビジネス視点で自信が持てなかったから起業せずにピボットしたけど、あの英断のおかげで患者さんや医療現場に喜んでもらえるサービス

が生まれている。**相当悩んだ決断だったけど、その意思決定が正解だ！**」と伝えたいです。

　これから起業する人にアドバイスをするとすれば、その**情熱が燃えている今のうちに起業することをお勧め**します。起業前後で一緒に起業を目指していた仲間がいましたが、ほとんどが起業しませんでした。多くの人が「○○ができたら」「タイミングが来たら」と言いますが、準備万端の時など一生来ません。一瞬の「自分ならできる」という無駄な自信が訪れる瞬間が来た時がタイミングです。もし、その自信がないなら、起業前の事業検証や仮説検証が不十分なので、そこを磨きましょう。磨いていくと、**ふと「あれ、これいけるんじゃない？」というタイミングが来るので、それが来たらGOサイン**です。あとは、起業して、なんとか帳尻を合わせるだけです。

加藤先生からの一言コメント

川端社長の取り組みは、医療現場の課題に真摯に向き合い、患者と医療者のコミュニケーションを革新的に改善する挑戦です。診療放射線技師としての経験を活かし、失敗から学びながら事業を成長させた過程は、多くの医療系起業家の励みになります。「医療にかかわる全ての人に安心を」という熱い想いを応援しています。

17 住吉 忍

株式会社ウィメンズ漢方
代表取締役
薬剤師

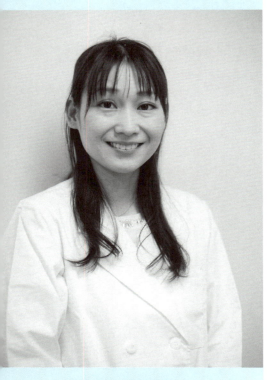

◆国際中医専門員

Shinobu Sumiyoshi

2002年	大阪薬科大学　卒業
2002年	調剤薬局勤務
2006年	京都の薬局に2代目として従事
2015年	個人事業主として独立
2015年	矢内原ウィメンズクリニック入職
2016年	株式会社　ウィメンズ漢方設立
2021年	一般社団法人　臨床漢方カウンセリング協会設立

企業プロフィール

創業年	2016年
従業員	8人
住所	神奈川県横浜市栄区笠間3丁目34-9 アパートメントF1 104

https://womens-kampo.co.jp/

2016年	神奈川県　横浜市にて設立
2016年	京野アートクリニック提携開始
2017年～	全国15のクリニックとの提携を開始
2023年～	住友生命との事業検証実施

不妊治療と女性の健康を支える漢方医学×西洋医学の取り組み

Q1 起業前の経歴と起業のきっかけ

A 私の実家では、母が地域に根差した薬局を営んでおり、私は毎日、朝から晩まで地域の方々の健康相談に応じる母の姿を見て育ちました。母のことを尊敬していたため、自然に薬剤師を目指すようになりました。

薬剤師免許を取得後、調剤薬局で勤務した後に、母が創業した京都の薬局を継ぐつもりで働いていました。同時期にプライベートでは結婚し、私自身が不妊治療を経験した過程で、**漢方に助けられたことで、妊娠を希望する方を漢方を用いて支援したい**と考えるようになりました。

夫の転勤をきっかけに、継ぐ予定だった実家の薬局から離れることになりました。生後間もない子どもがいましたので、**育児の時間を優先したかったため、個人事業主**となりました。

気がつけば、幸いなことに**提携してくださるクリニックが増え**、相談者も増えていく中で、**自分一人だけでは対応するのが難しくなり**、理念に共感してくれる仲間を集めて、ウィメンズ漢方を設立しました。

Q2 提供しているサービスの概要とその着想

A 当社では、**クリニックと連携し、患者情報と治療方針を共有しながら**、ご相談にきてくださる患者さんの心身の状態を整え、治療への反応を高めること、希望を叶えることを目標に、**食事、運動、メンタルなど、漢方に関わる総合的なアドバイス**を提案しています。

このサービスの形に至ったきっかけは自身の不妊治療の体験によるものです。私自身が不妊治療に取り組むことになった時、まず不妊治療クリニックにかかりました。日本の不妊治療の技術レベルは世界的にも最高水準ということは知っていましたし、気持ちの焦りもあって、クリニックにいけば妊娠できると考えていました。しかし当時、非常に忙しく、睡眠時間の確保もできず、日々の不調が多く、月経不順の状態でしたので、治療を試みるもうまく卵が育たないという周期が続き、やっと育った卵で、妊娠できたと思ったら流産となりました。この経験が、自分の体の状態を見直すきっかけになりました。

　漢方の知識を使い、体を回復させたことで、自然な排卵が戻り、改めて治療を受けて妊娠できた時に、体を労わることの大切さも実感しましたし、**不妊治療の技術と漢方による体質改善をかけ合わせることで、治療効果を高められるのではないか**と考えるようになりました。

　日本には数多くの漢方薬局が存在しており、一般的にも「子宝漢方」という表現があるように、妊活に対して漢方が良いと考えられる風潮がありますが、ほとんどの漢方薬局がクリニックと連携しているわけではないため、患者さんの正確な治療内容を把握することが難しい状況です。当社では、最大限治療効果を高められるように、クリニックと連携をして、漢方カウンセリングを行うことを大切にしています（図1）。

　現在では、そもそも不妊に悩む方を減らしたいという想いから、**女性の未病予防の段階から、体を労わることが当たり前の生活習慣になるよう、大企業と提携し、女性の健康課題に伴走する共同事業**を行っています。

ビジネスモデル

一般的な漢方相談のモデル　　　　　　　ウィメンズ漢方のモデル

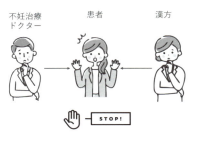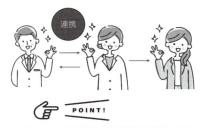

・相互理解がないため、治療効果は高まらない　　・クリニックの治療方針と治療経過を理解できる
・そのうえで治療に対して有効な提案が可能

図1　ウィメンズ漢方のビジネスモデル

Q3 ビジネスモデルと収益化戦略

A 　私はビジネスの経験が豊富にあったわけでもないため、始めから収益構造を考えて起業したわけではありません。目の前の患者さん一人ひとりに真摯に対応し、大切な患者さんを紹介してくださったドクターからの信頼と要望に応え続けるために研鑽し、サービスの信頼性、利便性を高めてきました。

　クリニックの先生方からの紹介で新規のご相談につながり、また、相談に来てくださった方の9割以上がリピートしてくださるため、**広告費をかけることなく事業成長**することができました。

　クリニックとの提携事業では、クリニックからは報酬をもらわず、患者さんからいただく**相談料や漢方薬、サプリメントの販売が収益**につながっています。また、弊社の活動が、クリニックの新規の集客を増やし、治療の離脱を防ぐように、セミナーなどを開催しています。

紹介いただくクリニックと患者さん、双方の満足を高めることに集中して取り組んできたことで、収益面でも安定して成長を続けることができました。

Q4 競合との差別化ポイント

 弊社のようにクリニックと連携して漢方相談サービスを提供している企業は多くはないと思いますが、漢方を取り扱う企業は多く存在します。

漢方薬局は、古くから日本各地で地域の方々の健康を支えている業種で、現在も多くの方に親しまれています。しかし、自分が不妊治療を受けている中で、西洋医学と東洋医学の治療が分断されていると感じ、双方の医療を補完し、患者さんにとって有益なサービスを提供したいと考えるようになりました。

また、手軽に漢方相談ができるテキストチャット相談サービスを提供している企業もあり、漢方に興味はあるけれど敷居が高いと感じている方には良いサービスだと感じています。

一方で、私たちは、**深刻な悩みを抱える患者さんに対して**、その方が受けている治療内容、生活背景、今後の目標、それを叶えるためのスピード感、漢方以外の選択肢など、**さまざまな角度から本当にその方にとって必要なものを探し、希望を叶えるための伴走サービスを提供**したいと考えています。

起業後の現実と当初の想定とのギャップ

大きな理想を掲げて起業したわけではないため、**すべてにおいて思っていた未来とは違っていたことばかり**でした。

個人事業主として活動を始めた時、夫の転勤で初めて関東に住み始め、3歳の息子と5カ月の娘を抱えていました。子どもたちとの時間を減らすよりも、個人でできる範囲で活動し、夫の扶養の範囲内で誰かの役に立てれば嬉しいという気持ちでした。

当時、**ブログで**発信できることを知り、**漢方の知識や西洋医学と東洋医学の組み合わせについて発信した結果、想像以上に多くの方から相談**がくるようになりました。

患者さんのみならず、医療者の方々とのご縁も広がり、神奈川の矢内原ウィメンズクリニックで漢方相談を担当することになり、その後、都内の京野アートクリニック高輪や栃木の中央クリニックなど、大手クリニックとの提携が進みました。

家庭においては、「子どもと過ごす時間を作るために働きすぎない」「忙しすぎた母のように働きすぎない」と念じていましたが、自分が人生をかけて、取り組みたい仕事に出会った結果、家族の理解と応援もあり、当時の母以上に忙しくしています。

また、個人事業の域を超え、会社という規模になると、経営に関する知識が必要となってきます。もともと、私自身が経営を学んできたわけではないので、後付けでさまざまなことを学びながら経営をしています。リーダーとして至らない点も多く、一緒に働いてくれている仲間には多くのサポートをいただいています。

Q6 チームビルディングと採用戦略

A 弊社の職種は、経営層、薬剤師カウンセラー、店舗運営メンバー、エンジニアに分かれています。**薬剤師カウンセラーは、漢方カウンセリングに興味のある薬剤師の方向けにお茶会を開催し、理念に共感してくれたメンバーを採用**しました。

店舗運営メンバーの1人目は、子どもを通じて知り合ったデザイナーの方でした。この方はさまざまなデザインを担当してくださり、薬店の責任者の資格を持った方なども紹介していただきました。

エンジニアについては、創業時にサポートしてくれた方からの紹介で繋がりました。その方が新しく紹介してくださったマルチに対応できるエンジニアと現在も一緒に働いています。

経営層には、取引先としてお仕事を共にする機会が続いた方が弊社の取り組みに共感し、ビジネスにも長けた方と一緒に仕事をすることになりました。振り返ると、運に恵まれ、本当に素敵な方々とお仕事をさせていただいていることに感謝しています。

Q7 資金調達の経験

A 資金調達はこれまで行っていません。事業が先に成長したため、その必要性を感じたことがありませんでした。元々、事業を大きくスケールさせたいという気持ちはあまりなく、サービスを利用してくださった方やサービスに関わってくださった方が幸せになることを目指していました。そのため、成長させることで失うものがあるのではないかという不安もあります。

ただ、利用者の方々から「もっと早くこのサービスを知りたかった」と多くの声をいただくようになり、私自身、怠慢だったと感じるように

なりました。現状では、**サービスを運用しながら必要な投資**を行っております。しかし、大切にしたいものを守りながらスケールできる状態が整えば、資金調達を行い、レバレッジをかけることも検討しています。

必要な方に必要なサービスを届けるため、適切なタイミングが来れば資金調達に取り組もうと考えています。

Q8 失敗談と学んだこと

A 起業に対する知識が乏しかったことが問題でした。知識のある専門家に頼りすぎた結果、自分の意思で判断できない状態になったことがあります。

個人事業主のつもりが、いつの間にか起業することになり、**分からないことを自分で理解せずに任せきりにしていたことが、大きな損失**につながりました。今なら、勉強できる場所が多くあることを知っているので、自分で情報を取りに行くと思いますが、当時に戻れたとしても、起業の知識を持つ方とつながりもなかったため、最低限の知識を本で読む程度になると思います。

情報の良し悪しの判断も難しいため、**ある程度のリスクを覚悟し、良いと思った情報にはちゃんとお金を払って手に入れるべき**だと考えています。

Q9 今後のビジョンと目指す社会像

A ウィメンズ漢方は、**将来にわたって女性のヘルスケアに幅広く対応できる相談サービス**を目指しています。具体的には、「なんとなく自分の健康が不安」という方から、深刻な痛みや悩みを抱える方まで、すべての女性が安心して相談できるプラットフォームを提供することを目標としています（図2）。

事業ポートフォリオ

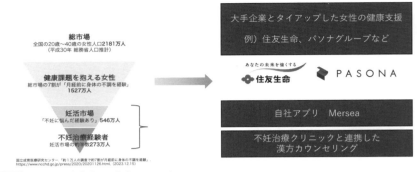

図2 ウィメンズ漢方のビジネスモデル

　まず、**将来の健康に対する漠然とした不安を抱える方々には、自分自身の健康と向き合うためのサポート**を提供します。このために、**アプリやAI問診を活用し、日常の健康管理を手助け**するサービスを展開します。これにより、利用者は自分の健康状態を日々チェックし、予防的なケアを行うことができます。

　一方で、**深刻な健康問題や痛みを抱える方々には、クリニックと提携した漢方の相談サービスを提供**します。このサービスでは、西洋医学と東洋医学の両面からアプローチし、利用者の希望を最大限に尊重した漢方、サプリや養生（生活習慣）を提供します。私たちは、個々の状況に応じた最適な提案を行い、より効果的な解決策を見つけるためのサポートを行います。

　ウィメンズ漢方が**目指すのは、女性が健康問題で何かを諦めたり、我慢したりしなくて済む社会**です。私たちは、女性が自身の体質を理解し、弱い部分があれば適切にケアすることが当たり前になるような文化を育てたいと考えています。病気を予防するだけでなく、日常生活で健康に、美しく過ごせる女性を増やすことが私たちの目標です。

Q10 これから起業する人へのアドバイス

A <u>できる限りの誠心誠意を尽くすこと</u>でしょうか。起業をすると、自分が頑張ることは当たり前ですが、長期的には沢山の方に支えてもらって、成り立つように思いますので、自分に対しても、周りの方々にも誠意を尽くすのは大切だと思います。一緒に頑張りましょう！

過去の自分に伝えるとしたら、「すごく大変なこともあるけれど、自分が熱量を持って、命を削ってでも、やりたいと思える仕事に出会えたことは、本当にラッキーだと思うので、何とか乗り切ってください。<u>不安だったこと、辛かったことも、ちゃんと消化できるので、安心して！</u>」と伝えたいです。

加藤先生からの一言コメント

住吉社長の取り組みは、自身の経験を糧に、漢方と西洋医学を融合させた女性の健康支援を実現しています。クリニックとの連携や患者さん一人ひとりに寄り添う姿勢は、医療サービスの新たな可能性を示しています。「誠心誠意」を大切にし、周囲の支えに感謝する住吉社長の姿勢から、持続可能な医療イノベーションのあり方を学べます。

18
野村 怜太郎

株式会社 Pleap
共同代表取締役
医学生（起業時）

Rentaro Nomura

| 2021年 | 聖マリアンナ医科大学医学部医学科入学 |
| 2022年 | 株式会社Pleap設立 |

企業プロフィール

創業年	2022年
従業員数	2人
住所	東京都港区六本木6丁目10−1六本木ヒルズ森タワー15F Circle by ANRI

https://pleap.jp

| 2022年 | 株式会社Pleap設立 |
| 2023年 | medimoサービス提供開始 |

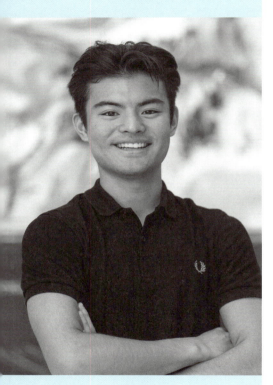

医学生が挑む、「医療 × 生成 AI」の挑戦

Q1 起業前の経歴と起業のきっかけ

A 中高生の頃から機械やコンピュータ、プログラミングなどのテクノロジーにとても興味があり、趣味の範囲ではありましたがさまざまな技術に触れながら、エンジニアの視点を身に付けていきました。大学では工学系の道に進むことも考えましたが、同じだけ興味があった医学を学び、医師になりたいといった思いから医学部に進学しました。医学部に通い、医学や医療におけるさまざまな課題を知る中で、**自分自身の興味であるテクノロジーを用いて医学や医療における課題解決を行いたい**と率直に思ったことが、起業をしたきっかけでした。

しかし、当時はまだ大学1年生で右も左もわからない状態。本当に会社を始められるのかといった不安はありましたが、**今すぐにでも自身のスキルを活かし、医療に何かしらの貢献をしたい**といった強い思いがあったことや仲間に恵まれたことが、チャレンジを後押ししてくれました。

Q2 提供しているサービスの概要とその着想

A 株式会社 Pleap では「medimo」というサービスを運営しています。medimo は**診察室での医師と患者さんの会話を文字起こしして、自動的にカルテ形式にまとめてくれる AI サービス**です（図1）。medimo を考えたきっかけは、身近な存在であった医師の話を聞く中で、**電子カルテへの入力作業が大変で残業していることや、書類作成業務を任されている医療事務などのスタッフが疲弊**していることを知り、どう

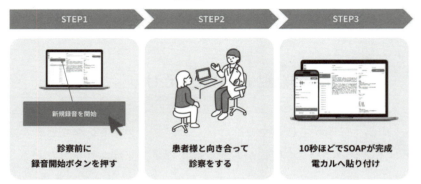

図1 患者さんと medimo の利用方法のイメージ図
簡単な 3 ステップでカルテ原稿が自動作成される。

にか楽にできないかと思ったことでした。ちょうどこのタイミングで ChatGPT などの大規模言語モデルが登場したことで AI によって書類を自動作成する実現性が一気に高まりました。

初めは知り合いの医師に協力してもらい medimo のメインコンセプトである文字起こしから要約を行い、カルテを作成できることを、プロトタイプを作って確認しました。このコンセプトが診察において使えるなと感じたことで、本格的にアプリケーションの開発に乗り出しました。数件だった導入医療機関も現在では 120 件を超え、日本全国の多くの医療機関において medimo は診察のサポートをしています。

Q3 ビジネスモデルと収益化戦略

A medimo はいわゆる SaaS と呼ばれるサービスとして、利用者（主に医療機関）から月額料金をいただくビジネスモデルとなっています。事業を進める中で、medimo を契約している方はそれぞれ異なった価値を感じていただいており、大体 3 パターンに当てはまること

がわかりました。1つ目は、医師が診察しながらカルテ入力を行わなくてよくなることで、**医師の疲労感が減少**することです。1日に何十人も外来患者を診る医師にとって、繰り返しの入力作業の負担は大きなものですのでその負担が減ることが疲労感の減少につながっています。2つ目は、**患者満足度の向上**です。診察しながらカルテ入力を行うとどうしても医師は電子カルテの画面を見ながら診察をすることになりますが、medimoを使えば<u>患者さんの目を見て話をすることができる</u>ようになります。医師に目を見てしっかりと話を聞いてもらえることで診察体験がより良いものになります。3つ目は、<u>回転率の向上</u>です。カルテ入力が苦手な医師がmedimoを使うと、これまで入力に割いていた時間を削減できるので、患者さんの待ち時間が減少して診察の回転率の向上が見込めます。

長期的にはmedimoのコンセプトを広めて、医療業界で標準的なものにしたいと考えています。カルテ入力だけでなく、サマリや診療情報提供書などさまざまな書類作成業務にAIを提供することで長期的な価値提供を行って行きたいと考えています。

Q4 競合との差別化ポイント

診察室での会話の文字起こしから要約を行ってカルテを作成するといった観点で類似サービスをやっている企業があります。medimoがターゲットにしている課題はニッチなものではなく多くの医師が共通して持っている課題であると考えています。このように大きな課題が残っている中で、それを解決するサービスはまだまだ少ないと思ったことが自分たちでも入れる隙間があると考えた理由です。また、会社のメンバーとして医療系の背景を持つ方に恵まれていることもあり、**これまで変化が起こりづらかった医療を内側から変革できるチャンス**ではないかと考えたことも、自分たちでmedimoをやりたいと思った理

由です。

　医療現場において AI を活用してカルテ作成を行えることは、まだ認知されてないことも多いです。未熟な市場を広げていくという点では、誰がやっているのかにこだわらず、医療機関において AI による書類作成業務のサポートが広まり、多くの医療機関において課題が解決されることを願っています。

Q5　起業後の現実と当初の想定とのギャップ

　起業した当初は明確にやりたいサービスのアイデアがあった訳ではなかったため、**アイデアを考えては潰してを繰り返し**ました。そのような中で、医療機器を作りたいと思い、ピッチコンテストなどにアイデアをぶつけるなど、具現化に向けて動いていました。しかしながら、事業計画を考える中でハードウェアの製品化や治験を行うのには大きな費用がかかることなど、事業化する上での壁が見えてきました。良いアイデアがあってもそれだけでは上手くいかないということを、実際に起業してみて学びました。一方で、思っていた通りだったことは、仲間達とアイデアを出し合ったり、開発をすることでとても充実した日々を送れるということだと思います。自分たちのパッションを追いかけ、やりたいことに全力で取り組める環境はスタートアップならではのものだと思います。

Q6　チームビルディングと採用戦略

　Pleap は**法人化する前は、仲間内で技術開発が好きなメンバーを集めてハッカソンなどの開発者イベントに出たり、一緒にものづくりをする活動**をしていました。一緒に開発を行うエンジニアを知り合いに紹介してもらうことで、Pleap のメンバーが徐々に増えていきまし

18 野村 怜太郎 株式会社 Pleap

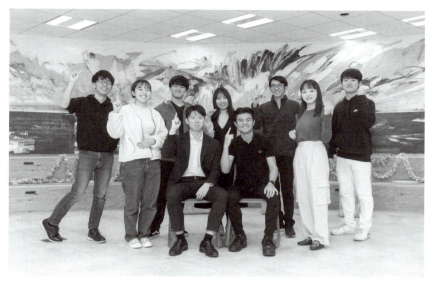

図2 共同代表の中原と他メンバーの集合写真

た。これまで、社員はいませんでしたが自社サービスであるmedimoの事業拡大に伴い、今では営業担当やプロダクト開発に関わる人材を正社員として迎えています。また、Pleapでは採用の際に**会社のカルチャーにフィットするかを重視**しています。Pleapは**平均年齢が20代前半と若く、パワフルな組織**です（図2）。そして、メンバーそれぞれが医療に対するパッションを感じて仕事に取り組んでいることが、1つの会社の軸となっています。採用の手段としては、**メンバーの紹介（リファラル）によって新たに参画**してくださる方が多く、大変良いご縁に恵まれていると感じています。

Q7 資金調達の経験

資金調達は最小限のプロダクト（MVP）の状態で行うパターンやプロダクトリリース後に行うパターンなどありますが、Pleap

の場合はサービスをリリースしてから約半年後に行いました。どのタイミングで資金調達をするかは最後まで悩みましたが、ある程度トラクションが出始めたタイミングでご縁をいただき調達できてよかったと思っています。資金調達をする上では、ベンチャーキャピタル（VC）やさまざまな投資家とお話をしました。特に VC では、それぞれどのようなイグジットプランを描いているかなどの違いがありますので、色々な VC とお話をする中で、創業メンバーや会社の思い描く方向性がマッチした所とお話を進めて参りました。<u>資金調達の中で気づいたことは、事業やプロダクトの持つ課題が浮き彫りになること</u>です。事業やプロダクトのリスク、組織など調達検討が行われる際は、第三者の視点が入ることになりますのでさまざまな課題が見えてきます。<u>フィードバックをもらった課題について詰めて考えることは、資金調達の成功に限った話ではなく、事業自体が成功する上においても非常に重要</u>な過程であると実感しました。

Q8 失敗談と学んだこと

A 実は Pleap では、medimo を<u>リリースするまでに 3 回ほどのピボット</u>をしています。1 回目は医療機器のアイデア、2 回目は脳波からアートを作る事業、3 回目は AI を用いた美容整形シミュレーターです。それぞれ、別の学びがありました。医療機器のアイデアでは、ハードウェアを量産するコストや医療機器として認可されるまでの道のりが想定以上に大変なものだとある程度プロジェクトを進めてしまった後に気付きました。<u>医療機器に対する解像度が低かったことが課題</u>でした。脳波アートの事業では、チームにおいて脳波アート事業をやり続ける<u>モメンタムを維持できなかった</u>ことがピボットした理由になります。会社のコアメンバーがどのようなことに情熱を感じて、本気で取り組みたいのか意思統一をすることが大切だと実感しました。3 つ目の美容整形シ

ミュレーターは、**法律上の壁**がありプロダクト化を諦めました。課題とそれを解決できる技術もわかっていましたが、法律に落とし穴がありプロダクト化ができませんでした。この機会のこれまでの失敗を振り返ると、失敗して学んだことが、今の medimo を作る上で確実に役に立ってきたと感じています。

Q9　今後のビジョンと目指す社会像

Pleap が目指していて作りたい世界は、**医師が 100% 目の前の患者さんに集中できる世界**です。目を見て患者さんにしっかりと向き合い、医師にしかできない仕事に集中できるような環境を実現したいです。まず、私たちが注目したのはカルテ作成業務でしたが、医療現場では診断書、紹介状、労災保険書類などさまざまな書類作成の業務があります。カルテ作成だけでなく、医療文書全般の作成に対応して行きたいと思っています。medimo では診察室での会話という、診察の一次情報を記録しているので、これらの情報を元に各種書類作成の支援をすることが可能であると考えています。また、medimo の価値提供の範囲を患者さんにも広げたいと考えています。現時点では、medimo の価値提供先が医療機関側に限定されていますが、例えば、medimo で**記録した診察の文字起こしと要約を患者さんに共有すれば、後から患者さん自身が診察内容を振り返ることができ**ますし、患者さんの**家族と共有すれば、家族の安心**にもつながります。特に、高齢の患者さんの場合には、本人だけでなく患者さんの家族も病状や治療などに関して理解されたいと言った声を聞きます。今後は、medimo の提供価値をより深くしていくだけでなく、患者さんなどにも広げて行きたいと考えています。

Q10 これから起業する人へのアドバイス

A 私が起業する際に、それを後押ししてくれた言葉に「It's now or never」があります。言葉通り、今すぐしなければ、2度とない機会と言った意味です。もし、あなたがこれを読んでいて起業するか迷っていたら<u>同じ時に、同じ状況で、同じ仲間と起業できるチャンスは2度とない</u>と考えても良いかもしれません。このチャンスを逃したら後で後悔するだろうなと少しでも考えたなら、思い切ってチャレンジしてみるのも良いではないでしょうか。

起業してから気付きましたが、プロダクトの種類にかかわらず、自分たちが作ったものをお客さんが実際に使ってくれていることは、大変素晴らしいことだと思います。さらに、それに感謝していただけることを思うと起業してよかったな、プロダクトを作ってきて本当によかったと感じます。もし何か<u>実現したいアイデアがあれば、ぜひそれを実現して欲しい</u>です。

加藤先生からの一言コメント

野村先生の取り組みは、医学生ならではの視点と技術力を活かし、医療現場の課題解決に挑戦する素晴らしい例です。AI を活用したカルテ作成支援は、医師の負担軽減と患者満足度向上の両立を目指す革新的なアプローチです。失敗から学び、粘り強く前進する姿勢は、多くの医療系起業家の励みになると思います。

医療起業

医師・医療者のための
スタートアップ起業ガイド

19

藤澤 美香

Health Connect 株式会社
代表取締役
看護師　保健師

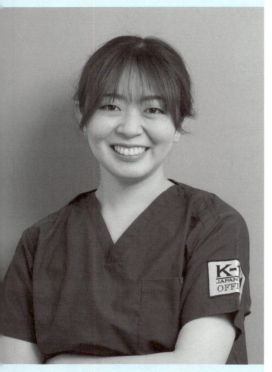

Mika Fujisawa

2013年3月	順天堂大学医療看護学部卒業。看護師国家資格・保健師国家資格、学生時代にBLS・ACLSプロバイダーを取得。
2013年4月	日本赤十字社医療センターに入職。救命救急センターに4年間従事。ISLS・JPTEC・JNTECプロバイダー、日本赤十字救護員、ICLSインストラクターを取得。
2017年4月	昭和大学病院に転職。HCUや循環器、コロナ病棟・発熱外来を経験。心不全療養指導士を取得。
2021年9月	医療社団ゆみの入職。在宅医療・訪問看護を経験。
2022年8月	Health Connect株式会社を設立。

企業プロフィール

創業年	2022年
従業員数	1人
住所	東京都渋谷区恵比寿2丁目28番10号

https://healthconnect-inc.jp/

2022年8月	Health Connect株式会社設立
2023年1月	ちばビジコンで県知事賞受賞
2023年4月	EO Tokyo Final DEMO オーディエンス賞受賞
2023年10月	性感染症検査キット販売事業開始
2023年10月	第5回WOMAN'S VALUE AWARD 特別賞受賞
2024年	性の相談プラットフォームβ版「Tell me」をリリース

性感染症に特化したプラットフォームで1人にさせない優しい世界とみんなに未来のある医療を

Q1 起業前の経歴と起業のきっかけ

A 元々は、救命救急や災害医療に携わりたいと思って、日本赤十字社医療センターで**救命救急の看護師**としてスキルを磨いていました。実際に現場で働いてみて、「とりあえず延命」という救命救急よりも、「未来のために母子ともに救う」という、未来や希望のある産科救命救急にとてもやりがいを持っていました。

そんな中、当時、コロナ病棟で働いていた時に、私が**ストレスで性器ヘルペスという性感染症を発症**しました。自分は性感染症と無縁だと医療者ながらに思っていたので、発症した時のショックと「パートナーにどうやって伝えたらいいのだろう？ 浮気を疑われるのでは？」「妊娠出産のときに発症したら帝王切開なんだ……」「一生治らない。うつすリスクがあるのを受け入れてくれる人なんて今後いないだろう」と、医師に相談しても解決できない悩みを抱えたとともに、私は自分の未来を性感染症により奪われた絶望と、これを誰にも相談できない孤独を経験しました。

自分の体験が誰かのためになればと、SNSで発信したところ、同じように悩んでいる若者から年間3,000件の相談・DMをいただき、こんなに悩んでいる人がいたのかという衝撃を受けたとともに、「1人で悩んでいる人を誰も1人にさせずに救いたい、明るい未来を作りたい」という想いが強くなり、一念発起で起業をしました。

Q2 提供しているサービスの概要とその着想

A 今は性感染症をはじめとする、**誰にも相談しづらい『性』に関して悩んでいる子が匿名で相談でき、体験者同士のつながりや医療相談、検査やオンライン診療などができるプラットフォーム**「say」というサービスを作成しているところです。

現在はβ版として体験者同士が相談できる『Tell me』というサイト運営と性感染症検査キット販売、大学病院と共同研究に取り組んだり、オンライン診療の事業などをしています。

このプラットフォームは、当時の私がSNSでいろんな相談を受けていた時に「この子とこの子がつながったら救われるだろうな……」と思い、どうやったらお互いに心理的安全性を担保してつながれるかを紙に図で書き起こしたのがきっかけで、できたサービスです。

また、この私の空想が本当にビジネスとして成り立つのか、当時は壁打ちできる人もいなかったので、私はビジコンに出ていろいろなアドバイスをもらっていました。当時、ちばビジコンで県知事賞をいただいた

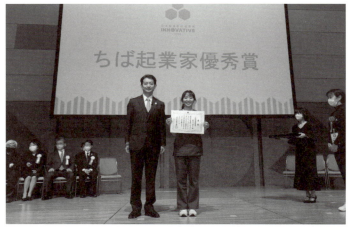

仲間集めのきっかけにもなった　ちばビジコン2022

ときに「いける！」と確信した気がしました。

Q3 ビジネスモデルと収益化戦略

A 私たちの**現在のサービスの収益は検査キットの販売やオンライン診療**などですが、将来的には、性感染症を始め、性で悩む人の情報を利活用して新たな治療や薬の研究開発をしていくことを目標としています。

あまり知られていませんが、**性感染症は耐性菌がつき始めて薬が効かなくなってきて**います。HIV・AIDSや梅毒が世界的に増加していたり、HIV・AIDS、B型肝炎、ヘルペスのようにいまだに完治する薬がなく、一生治らない病気があります。

また、**性感染症による不妊が増えている**といった重大な課題もあり、私たちは**これらの課題をプラットフォームで得られる情報を使い、製薬会社や治験会社、医療機関とともに、治療の研究・開発により解決し、収益化**することを長期的にみています。

Q4 競合との差別化ポイント

A データの利活用での収益化はいろいろな会社がやっているかと思います。しかし、性感染症というタブーに踏み切った会社はありません。私は、自分が経験者でもあり、医療者という強みもあると思い、「両方の知見を持って事業ができるのは私しかいない！」「性感染症になったのは、私がこれらのタブーに立ち向かって皆を救うためだったんだ！」と勝手に使命感を抱き、この事業を成功させて**絶対に1人残さず救うという信念**だけで突き進んでいます。

Q5 起業後の現実と当初の想定とのギャップ

A 実際に起業してみて、何ごとも行動だと思っていたのですが、<u>ビジネスについて何もわからず勢いで起業すると本当に苦労する</u>ことを身をもって感じました。「株って何?」「資本金って何? いくら入れればいいのかわからない」「定款とは?」「資金調達って何?」「Exitって何?」と、当時はこんな状態で起業したので、いろんな人にいろいろ聞きまくり、ビジネス本を読み漁り、アクセラに入って情報収集したり…、<u>正直、1期目は事業どころか自己学習に時間を充てて</u>しまいました。また、私のような右も左もわからない経営者を上手く使ってやろうと企む人も寄ってきて、誰を信じていいのかわからなくなった時期もあり、人間不信にもなりました。私の場合は、自分の<u>無知で、人よりも遠回り</u>した気がします。そして、「医療者ってビジネスの知識は全然ないんだな」と痛感しました。

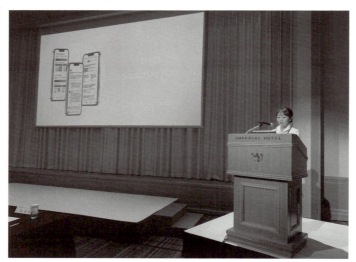

日本初　性感染症のプラットフォーム「say」

Q6 チームビルディングと採用戦略

正直、参考にならないかもしれませんが、当時出たビジコンの一次審査で、審査員に仲間を集めるように言われ、その日の帰りにSNSで「一緒にやりたい人〜！」と募ったところ、**日本だけでなく海外にいる子も含め70人近くの人から応募**がありました。全員とオンラインで面談をして、想いが強くて、フィーリングが合いそうだった2名にジョインしてもらいました。

エンジニアは、当時後輩と飲んだ帰りにナンパをしてくれた人がたまたまエンジニアで……、酔っ払っている状態で、「私は性感染症のスタートアップをやりたいんだ」と彼に話したら、課題感を理解してくれて、ビジョンに乗ってくれたんです。それをきっかけに彼を含む2名のエンジニアが加わってくれました。**ひたすらビジョンを伝え続ければ、どこかで巡り合わせが来る**と思っています。

Q7 資金調達の経験

資金調達はまだしていません。本当は調達したかったのですが、私のファイナンスの知識の無さとビジョナリーで起業してしまったので、マネタイズポイントをどこに置くかが定まらず、今まで調達できなかったというのが正直なところです。

また、創業当初は医療ベンチャーのつながりがなかったこともあり、どうやって製薬や治験会社とつながれるのか、どうやって想い描くビジネスモデルを構築できるのかわからなくて模索していました。そんな中、医療ベンチャーのイベントに参加し、その時に登壇していた加藤浩晃先生のお話を聞きました。「この人に相談したい！」と勝手に思って、出待ちして壁打ちしに行ったのをきっかけに、いろいろなアドバイスや機

会をいただき、ようやく道が開けてきたのが今です。私の人生のキーパーソンは加藤先生と言っても過言ではありません。加藤先生には感謝の気持ちでいっぱいです。

誰に壁打ち・相談するか、誰にメンターになってもらうか、誰とやるかは創業初期のスタートアップにとってとても大事なんだと身をもって感じました。

Q8 失敗談と学んだこと

A 以前、ウィキペディアに「失敗」という言葉はないと教えてくれた人がいたのですが、私は**失敗ではなく、常にやったことで得られた「学び」**と思うようにしています。何事もトライアンドエラーで、経験をしないと学べないと思っているので、やったことに後悔はありません。ただ、創業当初に今戻れるなら、自分のビジネスの勉強に当てた時間は長かったので、学びながらPDCAを回せたらよかったなと思っています。いろいろと勉強会などでインプットしすぎて、事業としての駆け出しが1年遅れてしまったので、「学んだらとりあえずやってみる」をやればよかったなと思います。**経営者が学んでいる間、事業が進まないのは、本当にもったいなかった**なと思います。

Q9 今後のビジョンと目指す社会像

A **性の悩みがあった時**は1人で悩まずに「say」を使えば解決できる！という世の中にしたいと思っています。**1人にさせない優しい世界を作ることと、みんなに未来のある医療を提供しつづけること**が私のミッションです。また、日本だけでなく、世界も性に関してタブー視されている国は多数あるので、日本で成功させたスキームを用いて、日本から世界の悩んでいる人を救いたいと思っています。

19　藤澤 美香　Health Connect 株式会社

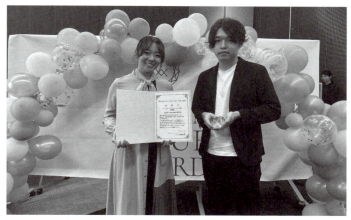

WOMAN'S VALUE AWARD にて特別賞を受賞

Q10 これから起業する人へのアドバイス

A 私は、<u>やる後悔よりもやらない後悔のほうが大きい</u>と思っています。今、起業してみたいと思っている人がいるなら、「起業してみたい」から「起業する」と宣言して行動に移してほしいなと思います。

また、創業当時の自分は、ビジネスという未知の領域に対して「わからないからできない」を言い訳にしていた気がします。あの時の自分に今伝えるとしたら、<u>「できる・できないではない」「なぜベストを尽くさないのか？」「自分が自分を一番信じてあげなさい」と伝えたい</u>です。

加藤先生からの一言コメント

藤澤社長の取り組みは、自身の経験から生まれた強い使命感に基づく、医療の未開拓領域への挑戦です。性に関する悩みという繊細な課題に向き合い、テクノロジーを活用して支援の輪を広げる姿勢は、多くの医療系起業家に新たな視点を与えてくれます。ビジネスの壁に直面しながらも学び続ける姿勢から、医療イノベーションの可能性を感じています。

20
依田 龍之介

株式会社 Contact
代表取締役
視能訓練士

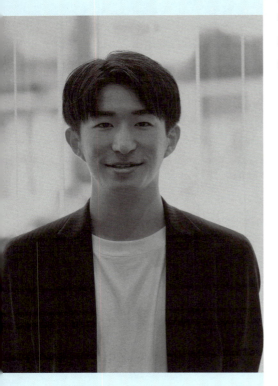

Ryunosuke Yoda

2021〜2022年	Contrea株式会社 インターン
2022年1月	株式会社Contact 設立
2023年3月	帝京大学大学院 医療技術学研究科 視能矯正学専攻 卒業

企業プロフィール

創業年	2022年
住所	長野県北佐久郡軽井沢町大字長倉2809-1

https://corp.contact.ne.jp/

2022年	長野県北佐久郡軽井沢町にて株式会社Contact設立
2022年	自治体ファンド、エンジェル投資家から資金調達
2023年	信州ベンチャーサミット DX部門グランプリ

10代・20代の起業戦略
23歳大学院生が
インターン後に人材事業を立ち上げた話

Q1　起業前の経歴と起業のきっかけ

 私は**視能訓練士国家資格取得後、臨床現場に出ることなく大学院在学中の23歳で起業**しました。

　大学生時代は、アルバイトをしていた映画館に入り浸り、美大生、舞台俳優、映画監督の卵、お笑い芸人といった多様なバックグラウンドを持つ方々と過ごしました。借金をしてでも夢を追い続ける姿が肯定される環境であったため、医療のレールから外れることに対して不安や恐怖を感じることはありませんでした。

　初めてヘルスケアビジネスに触れたのは2020年、COVID-19の流行時です。当時、臨地実習を控えていましたが、COVID-19の流行により現場での優先度が低い学生の臨地実習は全てストップしました。自宅待機中に、私が専門とする**眼科は医療情報が必ずデジタルデータ化されるため、ITとの相性が良いのではないか**と考え、臨床以外で医療に貢献できるアクションを模索し始めました。

　同年、**早期発見が重要な小児眼科疾患である「弱視」を早期発見するためのソリューションで、経済産業省のジャパンヘルスケアビジネスコンテストに出場**しました。その後、社員2名のシード期の医療系IT企業にインターンとして参画。シード期を走る代表の背中に食らいつき、1年後に起業しました。

　起業するなら今すぐ周りの医療関係者との関係を断ちなさい！
　学生のうちに異文化交流をして柔軟性を持ちなさい！
　休学・退学・退職して社員5名以下のスタートアップにフルコミット

しなさい！

Q2 提供しているサービスの概要とその着想

A 眼科専門の検査技師である視能訓練士をはじめとした眼科関連の専門職を対象に、眼科に特化した人材紹介サービスを提供しています。

大学在学中に友人が就職活動に苦戦する姿を見て、医療者の就職・転職に課題を感じました。私の友人には文系の学生が多く、彼らが積極的に就職活動を行っているのを見てきたのですが、医療系の学生は受け身で、深く考えずに就職活動をしていることに衝撃を受けました。

また、並行して医療系の企業を上場、未上場問わず分析し、製薬・人材領域の企業が課題解決と収益性の両立を実現していることに着目し、**「自分が詳しい」「今の自分でも課題解決が可能」「収益性が高い」「市場が伸びている」**という4点から、眼科に特化した人材紹介サービスを立ち上げました。

医療系企業がどのように儲けているか、上場企業を徹底的に分析して真似しなさい！

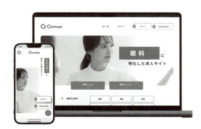
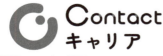
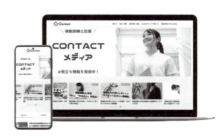
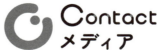

図1　サービス概要

今までにない新しいビジネスモデルを生み出さなければならない、という思い込みから解放されなさい！

ビジネスモデルと収益化戦略

私たちのサービスは、**医療機関からの手数料で収益**を上げています。

　眼科の専門職を求める医療機関に対して、適切な人材を紹介することで報酬を得る仕組みです。視能訓練士の求人倍率は3倍以上と非常に高く、ニッチな領域でありながらも強いニーズがあります。高齢化社会が進む日本では、医療者の人材不足が深刻な問題となっており、この状況は簡単には改善する見込みがないため、安定した需要が見込まれます。

ビジネスは市場の大きさと成長性が全て、伸びている（今後伸びる）市場を狙いなさい！

医療業界の市場規模40兆円はセグメントされた小さな市場の集合体。最初は小さな市場を独占しなさい！

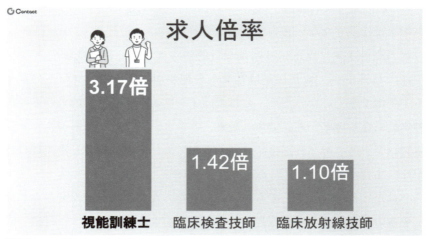

図2　視能訓練士の求人倍率

Q4 競合との差別化ポイント

A 同じようなサービスを提供している企業は存在しますが、**人材領域は Winner takes all（勝者総取り）ではないため、参入余地がある**と考えました。IT プラットフォームのような 1 社のみが生き残る Winner takes all の領域では、タイミー vs メルカリのように大資本による競争が発生し、市況の悪化により資金調達が難しい 2024 年現在、後発で参入するのは非常に難しくなっています。また、私自身が視能訓練士であり、**業界を深く理解していることから、低コストで集客できる**ため、自分にも実現できると考えました。

低コストで集客が可能か考えなさい！
「どう作るか」と同じくらい「どう売るか」を重視しなさい！

Q5 起業後の現実と当初の想定とのギャップ

A 起業は予測不可能な要素が多く、計画通りに進むことはほとんどありません。特に予想外だったのは、**起業前のインプットの多くが起業後に役立たない**ということです。

質の高いインプットには明確な目的が重要です。社会経験のある 30 代以上と異なり、**20 代以下は社会への理解が浅く、インプットのゴールが想像できていないため、どれだけインプットをしても的外れ**で時間の無駄になる確率が高いです。読書、インターン、起業サークル、ビジネスコンテストでどれだけインプットしても、実際に起業した人間にはかないません。

どれだけインプットしても思い通りにならない。本を読んでから起業するのではなく、今すぐ起業してから本を読みなさい！

Q6 チームビルディングと採用戦略

起業初日、一緒にやろうと言っていたメンバーが「自分も起業する」と言って、Day1から社員がいなくなるという予想外の事態が発生しました。翌日、急遽誘われた東京の飲み会に参加するため夜行バスに乗って東京に向かい、その会に参加している全員に「一緒にやろう」と誘いました。残念ながら全員に断られましたが、そこで「スタートアップに行くために転職先が決まっていないのに現職を退職して退路を断っている人がいるよ」と紹介された方が、後に1人目社員となる方です。

また、ビジネスモデル上、私たちはエンジニアを正社員として採用することはしていません。必要な開発がある場合は、業務委託で対応しています。エンジニアの採用に関しては、採用費、人件費が非常に高騰していることから、**リファラルで採用できる場合を除き「エンジニアを採用しない」というのも重要な意思決定**です。

とにかく飲み会に参加して、全員口説きなさい！
エンジニアを採用しなくても良いビジネスモデルに取り組んで、エンジニア採用競争から抜け出しなさい！

Q7 資金調達の経験

地方でのスタートアップ施策が盛り上がっていたため、長野県が運営するファンドからエクイティファイナンスを行い、地域の金融機関からデットファイナンスも行いました。また、M&AによるExitを見据え、ヘルスケア分野で最も投資しているエンジェル投資家にも出資をお願いしました。これにより、単なる資金提供だけでなく、戦略的なアドバイスやネットワークをご支援いただいています。

私たちの**基本的な方針は、自己資本経営**です。初期はデットを中心に収益性の高い人材事業でキャッシュカウを構築し、必要なタイミングでエクイティファイナンスやM&Aによる大企業のリソース活用を実施します。

　ベンチャー創出に力を入れている地方で戦略的に起業して、東京での調達競争から抜け出しなさい！ ただし、**地方で起業しても、東京に住んで起業家・投資家と関わり続けなさい！**

Q8　失敗談と学んだこと

A　起業して大きく失敗したことの一つは「**医療者の採用にこだわってしまったこと**」です。ヘルスケアビジネスにおいて、医療者の専門的な知識を元にチームビルディングを行うことは重要ですが、**医療者は医療のプロであり、ビジネスのプロではありません。**

　医療業界は、診療報酬制度により、**プロセスを評価されて報酬**が支払われます。つまり、「結果」より「プロセス」が重要な業界です。一方で、**ビジネスの世界では「結果」が全て**です。売り上げや利益といった具体的な成果が求められるため、医療者がマインドを変えずにビジネスに移行するとパフォーマンスが非常に低くなります。医療者は熱い想いを持っていることが多いですが、その想いがビジネスの結果に直結するわけではありません。

　そのため、柔軟性と速度が求められる創業期において、医療者を採用する際には非常に慎重になるべきであり、医療者としての経験が豊富であっても、ビジネスの厳しさを理解し、結果を求められる環境で働く準備ができているかどうかを確認することが重要です。

　医療者だからヘルスケアビジネスが成功するとは限りません！
　「理念」だけでなく「利益」も最大化できる人材とビジネスに取り組みなさい！

Q9 今後のビジョンと目指す社会像

A 前述した通り、経営方針としては初期はデットを中心に収益性の高い人材事業でキャッシュカウを構築し、必要なタイミングでエクイティファイナンスやM&Aによる大企業のリソース活用を実施します。

私は0から1を生み出すタイプの人間であり、事業の基盤を構築することに特化しています。仕組みが整った段階で、経営のプロや大企業の優秀な従業員にバトンタッチし、適材適所でさらなる事業成長を目指します。

医療業界の採用課題は非常に深刻な問題です。既に複数の医療人材を扱う企業が上場していますが、非医療業界の人材サービスの多様性には遠く及びません。

民間企業による人材ビジネスの多様化は、<u>医療者一人ひとりのキャリアの多様性</u>につながります。現在は養成校卒業後に臨床に出る以外の選択肢はほぼありませんが、<u>サービスを通じ医療者の多様なキャリアを選択できる社会を構築したい</u>と考えています。

Q10 これから起業する人へのアドバイス

A **10代、20代で最も重要なのは、「今日から始めること」**です。

「初期研修が終わってから」「大学・大学院を卒業してから」「臨床3年を経験してから」などと言い訳をしている時間はありません。医療者として1人前になるには時間がかかり、その間にビジネスやテクノロジーの世界はどんどん進化しています。Web3や生成AI業界では、18歳が若手で23歳は既におじさんです。<u>医療者の時間軸から抜け出して、起業家の時間軸で素早く行動を起こすことが重要</u>です。

ビジネスコンテストや学生団体にも関わりすぎないようにしましょう。<u>ビジネスコンテストは1回出れば十分</u>です。その実績を持ってインターンに飛び込み、投資家に出会い、出資を受けて起業に踏み切るのが理想的です。また、誰かの立ち上げた学生団体に長く所属しているのは起業において無価値です。自分のビジョンを実現するために行動しましょう。

<u>SNSもフル活用</u>しましょう。FacebookやXは同年代では使われていないですが、ビジネスは年上との戦いなので実績をまとめてポートフォリオとして使うのがおすすめです。InstagramやTikTokは、プライベートで利用するには古いプラットフォームなので、ビジネスで活用することを想定してバズらせることを目指してください。BeRealはプライベートで使い倒しましょう。その感性が年上との差別化になります。

<u>初期研修が終わってから…、卒業してから…、臨床3年を経験してから…、と言い訳していないで、とにかく始めなさい！</u>

<u>10代・20代前半で何のリスクも背負ってない人間が「3年後に起業します」と言った瞬間に起業家として死ぬことを理解しなさい！</u>

加藤先生からの一言コメント

依田社長の取り組みは、若さと専門性を武器に、医療人材市場の課題に果敢に挑戦する素晴らしい例です。学生時代から行動を起こし、失敗を恐れずに前進する姿勢は、多くの若手医療者に勇気を与えてくれます。「今すぐ始める」というメッセージには、医療イノベーションを加速させる力強さを感じます。医療の未来は、このような若い情熱によって切り開かれていくのだと思っています。

巻末付録 起業やビジネスに関わる知っておきたい用語集

【ア行】

アウトカム●事業活動の最終的な成果や影響

アカウンタビリティ●経営判断や行動に対する説明責任

アクセラレーター●スタートアップの成長を加速させる支援プログラム

アジャイル開発●柔軟で迅速な製品開発手法

アジリティ●環境変化に素早く適応する組織の能力

アップセル●より高価値な商品を顧客に提案する販売戦略

アドホック●特定の問題に対する臨時的な対応

アンバサダー●企業の価値を自発的に広める支持者

イグジットストラテジー●スタートアップの成功的な出口戦略（株式上場や売却など）

イニシアチブ●新しい取り組みを率先して行う行動

イノベーション●新しいアイデアや方法による価値創造

インキュベーション●スタートアップの成長を支援する育成プログラム

インサイト●顧客の深層的なニーズや行動の洞察

インフォグラフィック●情報を視覚的に表現した図解

インフルエンサーマーケティング●影響力のある人物を活用した宣伝手法

エクイティ●会社の純資産や株主価値

エコシステム●企業や組織が相互に関連し合う事業環境

エビデンス●製品やサービスの効果を裏付ける証拠

エンゲージメント●顧客や従業員の愛着度や関与度

エンプロイーエンゲージメント●従業員の仕事への熱意や貢献度

オープンイノベーション●外部との協力による革新的な価値創造

オープンソースモデル●誰でも利用・改変可能なソフトウェア開発モデル

オムニチャネル●複数の販売チャネルを統合した顧客体験の提供

オフショアリング●海外への業務委託

オペレーショナルエクセレンス●業務プロセスの卓越性の追求

【カ行】

カイゼン●継続的な改善活動
カスタマージャーニー●顧客の購買体験の全過程
カスタマージャーニーマップ●顧客体験の視覚化ツール
ガバナンス●企業統治の仕組み
ガントチャート●プロジェクトのスケジュール管理図
クオリティアシュアランス●品質保証の取り組み
クオリティマネジメント●総合的な品質管理システム
クラウドソーシング●インターネットを通じた業務の外部委託
クロスセル●関連商品の追加販売戦略
ゲーミフィケーション●ゲーム要素を活用した顧客獲得や従業員動機付け
コアコンピタンス●企業の中核的な強み
ゴーイングコンサーン●事業の継続性
コーポレートアイデンティティ（CI）●企業の統一的なイメージ戦略
コミットメント●目標達成への強い決意と責任感
コンティンジェンシープラン●不測の事態に備えた計画
コンバージョン率●望ましい行動をとった訪問者の割合

【サ行】

サプライチェーン●原材料の調達から顧客への配送までの一連の流れ
シードマネー●起業初期の資金調達
ジョブディスクリプション●職務内容の明確な記述
ジョブホッピング●短期間での転職を繰り返すこと
ジョブローテーション●計画的な配置転換による人材育成
スケーラビリティ●事業規模の拡大可能性
ステークホルダーマネジメント●利害関係者との関係管理
ストーリー●製品やブランドの背景にある魅力的な物語
スピンオフ●既存企業から新会社を独立させること
セグメンテーション●顧客層を特定の基準で分類すること
セグメント●市場細分化によって分けられた顧客グループ

【タ行】

タレントマネジメント●人材の発掘・育成・活用の戦略的取り組み

チャーン●顧客が離れていく割合

デザインシンキング●創造的な問題解決アプローチ

デジタルトランスフォーメーション（DX）●デジタル技術による事業変革

デジタルノマド●場所を問わずに働くライフスタイル

ディスラプション●既存市場を破壊する革新的なビジネスモデル

デューデリジェンス●企業買収や投資前の詳細調査

【ナ行】

ニッチ市場●特定の小規模な市場セグメント

ネットワーク効果●利用者が増えるほど価値が高まる現象

【ハ行】

バーンレート●スタートアップの毎月の資金消費額。資金繰りの重要指標

バイラルマーケティング●口コミで急速に広がる宣伝手法

ハッカソン●短期集中型のプログラミングイベント

パラダイムシフト●考え方や常識の大きな転換

バリューチェーン●価値を生み出す一連の活動

ピアレビュー●同僚や専門家による評価

ビッグデータ●大量で複雑なデータ

ピボット●ビジネスモデルの大幅な方向転換

フィジビリティ●事業の実現可能性

フィンテック●金融と技術を融合した新しいサービス

ブートストラップ●外部資金に頼らない自力での事業立ち上げ

フラットな組織●階層の少ない水平的な組織構造

ブランドアイデンティティ●ブランドの本質的な特徴や個性

ブランドエクイティ●ブランドの持つ資産的価値

フリーミアムモデル●基本機能は無料、高度な機能は有料で提供するビジネスモデル

プロダクト●企業が提供する製品やサービス

プロダクトマーケットフィット●製品と市場ニーズの適合度

プロダクトライフサイクル●製品の導入から衰退までの一生

プロジェクトポートフォリオマネジメント●複数プロジェクトの統合管理

ペイド●有料広告やプロモーション

ペイン●顧客が抱える問題や課題

ベネフィット●製品やサービスがもたらす利点や価値

ペルソナ●対象としている顧客像

ベンチマーキング●他社の優れた点を参考にする比較分析

【マ行・ラ行】

マーケットイン●顧客ニーズを起点とした製品開発

マイクロマネジメント●細部まで管理する手法

マインドセット●物事に対する考え方や姿勢

マネタイズ●収益を上げる仕組み作り

ミドルマネジメント●中間管理職の役割と責任

レジリエンス●困難から回復する力や適応力

レバレッジ●少ない資源で大きな効果を生む戦略

ロングテール●多品種少量販売の戦略

【欧　文】

ABテスト●2つの選択肢を比較検証する手法

B2C●企業から一般消費者への販売モデル

CS●顧客満足度向上のための部門や活動

D2C（消費者直接取引）●メーカーから消費者への直接販売

ESG●環境・社会・ガバナンスへの取り組み

EXIT（イグジット）戦略●スタートアップの出口戦略

GDPR（EU一般データ保護規則）●欧州経済領域（EEA）の個人情報保護規制

IPO●株式の新規公開

KGI●最終的に達成すべき目標指標

KOL●業界に影響力を持つ人物や組織

KPI●目標達成度を測る重要指標

KSF●事業成功のための重要要因

LP（ランディングページ）●広告からの誘導先ページ

LTV（**顧客生涯価値**）●顧客との長期的な取引による総利益

M&A ●企業の合併と買収

MBO ●目標による管理手法

MVP ●必要最小限の機能を持つ試作品

N数 ●調査対象のサンプル数

NDA ●機密情報の保護に関する契約

NPS ●顧客推奨度を測る指標

OEM ●相手先ブランドでの製造

OJT ●実務を通じた従業員教育

OKR ●目標と主要な結果による管理手法

P/L ●損益計算書

P2P ●個人間の直接取引

PDCAサイクル ●継続的な業務改善の手法

PHR ●個人が管理する健康情報

PM ●プロジェクト全体を管理する責任者

QC ●品質管理活動

ROI ●投資に対する利益率

RPA ●業務プロセスの自動化技術

SaaS ●クラウド型のソフトウェア提供モデル

SWOT分析 ●強み・弱み・機会・脅威の分析

T型人材 ●専門性と幅広い知識を持つ人材

UI ●ユーザーとシステムの接点となる表示や操作部分

USP ●他社と差別化できる独自の強み

UX ●製品やサービスの利用体験全体

VC ●ベンチャー企業への投資会社

XaaS ●あらゆるものをサービスとして提供するモデル。あらゆるものをサービスとして提供するモデル（例：SaaS、PaaS、IaaS）

（加藤浩晃）

編著者紹介

加藤 浩晃 (かとう・ひろあき)

医師、MBA in Finance
デジタルハリウッド大学大学院 特任教授
東京医科歯科大学 臨床教授
アイリス株式会社 共同創業者・取締役副社長 CSO

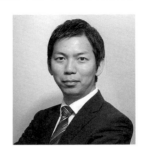

医師、MBA、元厚生労働省官僚。デジタルヘルス分野の第一人者。AI 医療機器開発企業アイリス株式会社を共同創業し、2023 年スタートアップワールドカップ世界大会で優勝。経済産業省 Healthcare Innovation Hub アドバイザー、厚生労働省医療ベンチャー支援（MEDISO）アドバイザー。「医療 4.0」の概念を提唱し、遠隔医療や AI 等の政策提言にも携わる。ヘルスケア戦略顧問として大企業からスタートアップまで、オンライン診療や治療用アプリなどをはじめとする多くの事業開発に関与。大学客員教授や非常勤講師、上場企業の社外取締役を兼任。「医療現場」「医療制度」「ビジネス」の 3 領域に横断的に関わる知見を活かし、ヘルステック領域の事業開発・支援を行う。著書に『医療 4.0』『デジタルヘルストレンド』など。2022 年、次世代医療の共創の場として THIRD CLINIC GINZA を開院。

〈オフィシャルページ〉

https://hiroakikato.jp/

医療×起業
―医師・医療者のためのスタートアップ起業ガイド

2024年10月1日発行　第1版第1刷

編　著　加藤　浩晃(かとう ひろあき)

発行者　長谷川　翔

発行所　株式会社メディカ出版
　　　　〒532-8588
　　　　大阪市淀川区宮原3-4-30
　　　　ニッセイ新大阪ビル16F
　　　　https://www.medica.co.jp/

編集担当　里山圭子・岡 哲也
編集協力　鳥嶋裕子・池田信孝
装　　幀　有限会社ティオ　大石花枝
組　　版　株式会社明昌堂
印刷・製本　日経印刷株式会社

© Hiroaki KATO, 2024

本書の複製権・翻訳権・翻案権・上映権・譲渡権・公衆送信権（送信可能化権を含む）は、（株）メディカ出版が保有します。

ISBN978-4-8404-8529-6　　Printed and bound in Japan

当社出版物に関する各種お問い合わせ先（受付時間：平日9：00～17：00）
●編集内容については、編集局 06-6398-5048
●ご注文・不良品（乱丁・落丁）については、お客様センター 0120-276-115